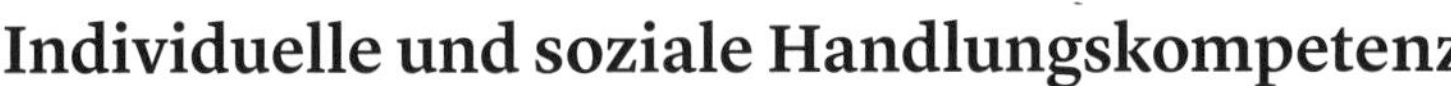

Individuelle und soziale Handlungskompetenz

Individuelle und soziale Handlungskompetenz

Marlys Blaser

Programmbereich Gesundheitsberufe

Marlys Blaser

Individuelle und soziale Handlungskompetenz

Manual und Erfassungsinstrumente für die Ergotherapie

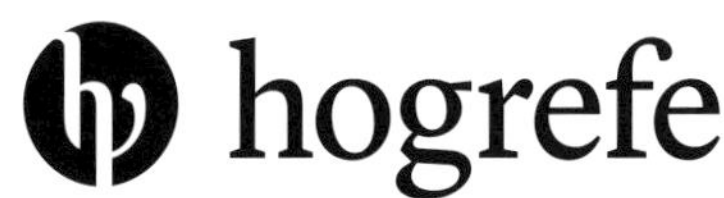

Marlys Blaser, lic.phil., Fachpsychologin für Psychotherapie, Ergotherapeutin

Bibliografische Information der Deutschen Nationalbibliothek
Die Deutsche Nationalbibliothek verzeichnet diese Publikation in der Deutschen Nationalbibliografie; detaillierte bibliografische Daten sind im Internet über http://www.dnb.de abrufbar.

Anregungen und Zuschriften bitte an:
Hogrefe AG
Lektorat Gesundheitsberufe
z.Hd.: Barbara Müller
Länggass-Strasse 76
3012 Bern
Schweiz
Tel: +41 31 300 45 00
E-Mail: verlag@hogrefe.ch
Internet: http://www.hogrefe.ch

Lektorat: Barbara Müller, Diana Goldschmid
Herstellung: Daniel Berger
Umschlagabbildung: © nd3000, istockphoto.com
Umschlag: Claude Borer, Riehen
Satz: Claudia Wild, Konstanz
Druck und buchbinderische Verarbeitung: Finidr s.r.o., Český Těšín
Printed in Czech Republic

1. Auflage 2018

(E-Book-ISBN_PDF 978-3-456-95903-0)
ISBN 978-3-456-85903-3
http://doi.org/10.1024/85903-000

Inhaltsverzeichnis

Vorwort

Die beiden in diesem Testmanual vorgestellten Erfassungsinstrumente für die Ergotherapie werden bereits seit über 20 Jahren insbesondere in den psychiatrischen Fachbereichen (Erwachsenenpsychiatrie, Gerontopsychiatrie, Forensik, Kinder- und Jugendpsychiatrie), teilweise auch in anderen Fachbereichen wie Neurologie und Pädiatrie angewendet. Die Instrumente wurden bewusst und begründet als Arbeitsinstrumente für die Anwenderinnen konzipiert und nicht als Test oder Verfahren, die Vergleiche mit einer Norm darstellen könnten. Dies hängt einerseits speziell mit den Fachgebieten der Ergotherapie zusammen, für die die Erfassungsinstrumente entwickelt wurden, andererseits jedoch auch mit einer theoretischen Prämisse der Ergotherapie:

Im Zentrum aller ergotherapeutischen Maßnahmen in jedem Fachbereich steht die autonome Handlung des Menschen. Das Ziel und Bestreben der Ergotherapie ist immer, einem individuellen Menschen bestmögliche Teilhabe an einem für ihn erstrebenswerten Alltag sowie am sozialen Geschehen, das für ihn relevant ist, zu ermöglichen. Damit ist angesprochen, dass es keinen allgemeingültigen Zielwert geben kann. Jeder Mensch hat eigene Bedürfnisse und jeder Mensch sieht sich in einer Auseinandersetzung mit Erfordernissen, die seine private, berufliche oder schulische Umwelt an ihn stellen. Jeder Mensch hat einen ganz persönlichen Maßstab dafür, womit er glücklich und zufrieden leben kann, insbesondere auch im Hinblick auf seine individuelle und persönliche Handlungskompetenz. Die Ergotherapie findet in jeder Altersgruppe bei beinahe jeder denkbaren somatischen oder psychischen Erkrankung und bei sehr unterschiedlichen sozialen Bedingungen Anwendung. Sie richtet ihre Ziele und Absichten demnach immer nach den individuellen Bedürfnissen aus. Es ist nur sehr beschränkt möglich, die ergotherapeutischen Zielsetzungen an Normen auszurichten. Denkbar wären etwa schulische Normen, die in altersspezifischen Zielkatalogen festgehalten sind. Nun ist es jedoch gerade das Anliegen und die Aufgabe der Ergotherapie auch Kindern, die diese Normen nicht erfüllen können, die Teilhabe am sozialen Geschehen in der Schule und mit Peers sowie eine optimale schulische Förderung zu ermöglichen.

Im weiteren Lebenslauf gibt es keine diesen schulischen Zielvorgaben vergleichbaren Normen mehr. Jeder Mensch – so die Grundannahme der Ergotherapie – möchte da handlungskompetent sein, wo er sich wohl, glücklich und zugehörig fühlen kann. Also an seinem Arbeitsplatz, bei der Ausübung seines gelernten Berufes, in der Familie, in einer Wohngemeinschaft, in vielen variierenden sozialen Rollen und bei der Erfüllung vielfältiger Betätigungen in Freizeit und Arbeitsleben. Der alternde Mensch möchte so lange und so selbstständig wie möglich an einem sozialen Leben teilhaben können, selbst wenn sich dies vielleicht auf die Teilnahme an therapeutisch-aktivierenden Gruppen oder auf die Meisterung des persönlichen Alltags mit professionellen Hilfestellungen beschränkt.

Somit wird verständlich, dass die Ergotherapie ein Arbeitsinstrument braucht, mit dem sie die Handlungskompetenz der Patientinnen sowohl im individuellen als auch im sozialen Rahmen mit Bezug auf die jeweils individuellen Wünsche, Anforderungen, Ressourcen und Einschränkungen erfassen kann. Darüber hinausgehend sollten solche Arbeitsinstrumente die Therapieplanung (unter Hinzuziehen von Evidenz und bewährten Behandlungskonzepten) sowie die Evaluation der einzelnen Therapie und übergeordnet die Qualitätssicherung der Ergotherapie ermöglichen.

Unter diesen Voraussetzungen ist das erste Erfassungsinstrument in einer Zeit entstanden, in der die Ergotherapie sich intensiv mit möglichen theoretischen Basierungen unter Einbeziehung verschiedener psychologischer, soziologischer, pädagogischer und medizinischer Theorien auseinanderzusetzen begann. Dementsprechend wurde das Instrument sofort nach der Erarbeitung in der Praxis sehr intensiv eingesetzt und es wurden viele Erfahrungen damit gesammelt. Immer wieder wurde es neu modifiziert und den Bedürfnissen und Erfahrungen der Praktikerinnen angepasst. Schließlich mündeten die Erfahrungen schon wenige Jahre nach der Herausgabe des ersten Erfassungsintrumentes (individuelle Handlungskompetenz) in den Wunsch, ein spezielles Erfassungsinstrument zur sozialen Handlungskompetenz zur Verfügung zu haben. Die Entwicklung der beiden Instrumente wird in **Kapitel 2** beziehungsweise **Kapitel 3** näher beschrieben.

Die Erfassungsinstrumente sind aus der Praxis entstanden. Nachdem ich selbst die Ausbildung zur Ergotherapeutin absolviert und einige Jahre in der Psychiatrie gearbeitet hatte, entschloss ich mich zu einem Psychologiestudium. Mit der guten praktischen Vorbildung und Erfahrung war es mir möglich, innerhalb meiner Lizentiatsarbeit bei Prof. Mario von Cranach ein Erfassungsinstrument zu entwickeln, das einerseits auf intensiver Zusammenarbeit mit Praktikern im Rahmen eines qualitativen Forschungsdesigns und andererseits auf dem in verschiedener Hinsicht einmaligen handlungstheoretischen Modell nach v. Cranach beruht. Ebenso standen mir bei der Entwicklung des zweiten Instrumentes zur Erfassung der sozialen Handlungskompetenz mehrere Ergotherapeuten zur Seite. Auch dieses Instrument wurde in einem qualitativen Forschungsverfahren entwickelt.

Im Verlauf der vergangenen 25 Jahre hat die Ergotherapie immer deutlicher dazu Stellung genommen, dass sie die bestmögliche autonome Handlungskompetenz in einem für die jeweiligen Patienten individuell bedeutsamen und wichtigen Rahmen fördert. Diesen Bewusstseinsprozess habe auch ich in vielen Weiterbildungsveranstaltungen, Supervisionen und anhand von einigen Zertifizierungsarbeiten an meinem Weiterbildungsseminar sehr deutlich erfahren. So erscheint es mir wichtig darauf hinzuweisen, dass die hier vorgelegte Skalierung einer Weiterentwicklung der Ergotherapie entspricht, die eben dieses individuelle Moment ganz in den Vordergrund stellt.

Die theoretischen Grundlagen, auf denen das Instrument zur Erfassung der individuellen Handlungskompetenz beruht, haben sich in diesen vergangenen 25 Jahren nicht verändert. Einmalig an diesem Modell ist einerseits das Konzept über die steuernden Informationsverarbeitungsprozesse, die eine Handlung ermöglichen und andererseits die energetisierenden Informationsverarbeitungsprozesse. Dieses Konzept ermöglicht die Erfassung von Handlungsschwierigkeiten, die mit der Steuerung (Situations- und Selbsteinschätzung, Planung, Durchführung und Evaluation) zusammenhängen und gleichzeitig die Erfassung von Handlungsschwierigkeiten, die mit Motivation, Willen und Emotionen zusammenhängen. Somit können auch Einschränkungen der Entscheidungs- und Entschlusskraft erfasst werden, was gerade in den psychiatrisch orientierten Fachbereichen der Ergotherapie oft im Vordergrund steht. Eine weitere Spezialität von v. Cranach liegt darin, dass sein handlungstheoretisches Modell viele Hinweise und Verknüpfungen mit der sozialen Umwelt des handelnden Menschen in sich birgt, die im zweiten Erfassungsinstrument ebenfalls eine wesentliche Grundlage bieten.

Die weiteren theoretischen Grundlagen, die dem Instrument zur Erfassung der sozialen Handlungskompetenz zu Grunde liegen, haben sich im Gegensatz dazu in den vergangenen 25 Jahren qualitativ sehr relevant weiterentwickelt oder auch neu entwickelt. So werden im neu überarbeiteten Instrument Items konzipiert, die auf den Theorien zu Mentalisierung, Affektregulierung, Bindungsfähigkeit und Resilienz beruhen, die in den vergangenen Jahren intensiv bearbeitet und veröffentlicht wurden. Dementsprechend habe ich auch eine neue Definition der sozialen Handlungskompetenz für die Ergotherapie entwickelt.

Es werden in diesem Manual zwei Erfassungsinstrumente beschrieben und zur Verfügung gestellt. Das erste ist zur Anwendung in jeder Krankheitsphase geeignet, das zweite erfordert eine gewisse grundlegende Handlungskompetenz im individuellen Rahmen und eignet sich eher im Bereich der Rehabilitation beziehungsweise der ambulanten Ergotherapie.

An dieser Stelle möchte ich ganz herzlich danken:

- Prof. Mario von Cranach dafür, dass ich sein handlungstheoretisches Modell für die Ergotherapie konzipieren und weiterentwickeln durfte
- Meiner Freundin Theresa Witschi dafür, dass sie mir von Anfang des Entwicklungsprozesses bis zur Herausgabe dieser Instrumente immer zur Seite gestanden und mir viele wichtige Anregungen und Ideen gegeben hat
- Meinem Freund und Mentor Joachim Rottluff, der als Sozialwirt mit weitreichender Erfahrung immer wieder einen kritischen Blick auf meine Entwicklungen wirft
- Zahlreichen Ergotherapeutinnen, die in all den Jahren mit den Instrumenten gearbeitet und mir Rückmeldungen gegeben haben und die die Verbreitung in der Schweiz, Österreich und Deutschland unterstützt haben

- Der Stiftung für Ergotherapie Zürich
- Meinen Kindern Bálint, Béla und Katalin Csontos für ihre ideelle und tatkräftige Unterstützung
- Meinen Klientinnen und Klienten – insbesondere den Kindern –, die mir immer wieder Einfühlen und Verstehen gestatten.

1 Die Instrumente im Überblick

1.1 Das Erfassungsinstrument für individuelle Handlungskompetenz (EIHK)

Dieses Instrument dient zur Erfassung der individuellen Handlungskompetenz durch Ergotherapeuten. Es basiert auf dem handlungstheoretischen Modell von Prof. Mario von Cranach, das eine Aufteilung der kognitiven, sozialen und emotionalen Steuerung von Handlungen in steuernde und in energetisierende Informationsverarbeitungsprozesse vorsieht. Durch diese Konzeptualisierung unterscheidet sich das handlungstheoretische Modell von anderen Modellen. Unter energetisierenden Informationsverarbeitungsprozessen werden Motivation, Wille und Emotionen verstanden, also motivierende Faktoren sowie Entscheidungsprozesse. Für die Ergotherapie bedeutet dies eine sehr relevante Ergänzung zu anderen bekannten Handlungsmodellen, so ist sie doch gerade dann ebenfalls besonders indiziert, wenn die Handlungskompetenz an motivationalen Prozessen scheitert. Gerade in den Unterbereichen der Psychiatrie scheitert effizientes (sowohl den persönlichen Bedürfnissen als auch den Erfordernissen, die die Partizipation an der Gesellschaft mit sich bringt) angepasstes Handeln oft nicht an steuernden Fähigkeiten, sondern an Motivation, Entschlusskraft und Entscheidungsfähigkeit.

Eine weitere für die Ergotherapie nützliche Differenzierung bringen die insgesamt neun steuernden Informationsverarbeitungsprozesse, die mit dem Instrument erfasst werden. Besonders hervorzuheben sind die Situationsorientierung, die Selbstüberwachung, die Endbewertung und Speicherung sowie die Beendigung und Konsumierung der Handlung.

Die Informationsverarbeitungsprozesse werden in **Kapitel 2** genauer beschrieben. Die hier hervorgehobenen Spezifizierungen ermöglichen einerseits eine genaue Untersuchung der Berücksichtigung der sozialen Umwelt, in der ein Mensch handelt, und der persönlichen Handlungsvoraussetzungen wie Fähigkeiten und physisch-psychischer Momentanzustand. Hier liegen in der Psychiatrie sehr häufig erste Einschränkungen vor, die für die ganze weitere Handlung ausschlaggebend sein können. Andererseits ermöglichen die Spezifizierungen eine Unterscheidung zwischen einer kognitiven Speicherung von Handlungsprogrammen, die in weiteren Handlungen mehr oder weniger gut abgerufen und eingesetzt werden können, und einer emotional geprägten Speicherung, die die Übernahme von Verantwortung anspricht und damit auf eine positive Selbstwirksamkeitsüberzeugung hinzielt.

Mit individueller Handlungskompetenz ist gemeint, dass ein Mensch Handlungen unabhängig von seinem sozialen Umfeld vollbringt. Dies können z. B. produktive Handlungen im Arbeitsalltag sein oder Handlungen aus dem Bereich der Aktivitäten des täglichen Lebens (ADL, activities of daily living). Erfasst wird, ob ein Mensch in der Lage ist, diejenigen Handlungen, die in seinem Alltag relevant und von ihm gewünscht sind, autonom auszuführen. Handlungen, die der Zusammenarbeit oder der Absprache mit anderen bedürfen, sind hier noch nicht explizit gemeint.

Dieses Erfassungsinstrument findet ab sechs Jahren in jedem Alter Anwendung. Kriterium für die Anwendung ist nicht eine bestimmte Erkrankung, sondern eine entsprechende Fragestellung.

Das Instrument ermöglicht die weitere Planung der Therapie, den Aufbau von Behandlungskonzepten sowie die Analyse und Wahl spezifischer ergotherapeutischer Mittel, Instruktionsmethoden, Haltungen und Hilfestellungen. Es ermöglicht die Reflexion des Therapieerfolgs im Verlauf und bei Abschluss der Therapie und dient somit auch der Qualitätssicherung.

Die Erfassung der individuellen Handlungskompetenz kann auch in akuten Erkrankungsphasen, bei schwersten Beeinträchtigungen und kognitiven Einschränkungen durchgeführt werden und zur Therapieplanung ein wichtiges Hilfsmittel darstellen.

Das Instrument kann sowohl durch die behandelnde Therapeutin als auch durch die Klientin oder durch beide in Zusammenarbeit angewendet werden. Es umfasst vier Seiten Fragestellungen zu den Informationsverarbeitungsprozessen, übersichtlich in steuernde und energetisierende Prozesse aufgeteilt. Die Erfassung wird jeweils durch Fragestellungen erleichtert, die direkt hin zu den in den Informationsverarbeitungsprozessen gefragten Fähigkeiten führen. Es erfolgt eine einfach gehaltene Skalierung, die die Bedeutsamkeit der Handlung für die Klientin berücksichtigt. Die Erfassung der Informationsverarbeitungsprozesse wird durch die abgefragten Personalien, die Diagnose sowie durch gezielte Hinweise zur Erstellung eines Behandlungskonzeptes (Ressourcen, Schwierigkeiten, Zielsetzungen, Mittel, Instruktionsmethoden, therapeutische Haltung und Setting) ergänzt. Eine auf diese Weise strukturierte Erfassung erleichtert Berichterstattungen gegenüber der Kostenträger und in der interdisziplinären Zusammenarbeit. Weiterhin erleichtert sie die Konsensfindung über die ergotherapeutische Behandlung mit den betroffenen Patienten. Eine Erfassung mit diesem Instrument dauert für erfahrene Ergotherapeutinnen[1] 20–40 Minuten.

1.2 Das Erfassungsinstrument für soziale Handlungskompetenz (ESHK)

Im Gegensatz zur individuellen Handlungskompetenz stellt die soziale Handlungskompetenz weitere, komplexere Anforderungen an einen Menschen. Die autonome Handlungskompetenz muss nun auch in Zusammenarbeit, unter Rücksichtnahme oder in gegenseitiger Absprache mit anderen möglich sein. Mitsamt einer guten Steuerung und Energetisierung erfordert sie grundlegende psychische, emotionale und soziale Fähigkeiten, die ihrerseits auf einer guten psychosozialen Entwicklung beruhen.

Dementsprechend findet dieses Instrument eher im rehabilitativen Bereich Anwendung. Es berücksichtigt in der Skalierung die Ebene des sozialen Bezugs, d. h. den sozialen Rahmen, in dem Handeln für den individuellen Menschen relevant wird (z. B. Therapiegruppe, Familie, Schule, Arbeitsplatz, Freizeitgruppe).

Die Items des Instrumentes basieren auf Faktoren sozialer Handlungskompetenz, die ausführlich im entsprechenden Fachbuch (Blaser, 2018) hergeleitet und beschrieben werden.

Das Instrument entspricht den Bedürfnissen der ergotherapeutischen Arbeitsweise, die insbesondere im Fachbereich Psychiatrie sehr oft gruppentherapeutische Settings vorsieht. Das Instrument dient also einerseits der Erfassung der zu fördernden Komponenten im Hinblick auf eine optimale Handlungskompetenz im sozialen Kontext, andererseits ermöglicht es Ergotherapeuten eine klare Indikationsstellung für die einzelnen, unterschiedlichen Gruppenkonzepte.

Das Instrument eignet sich für jedes Alter und für jedes in der Ergotherapie behandelte Krankheitsbild. Kriterien für die Anwendung sind das individuelle Erfordernis der Patientinnen, in bestimmten Gruppen sozial kompetent handeln zu können beziehungsweise entsprechende Fragestellungen.

Das Instrument ist zeitaufwendiger als dasjenige zur Erfassung individueller Handlungskompetenz. Es wird daher eher zum Einsatz in rehabilitativen Prozessen und in der ambulanten Ergotherapie empfohlen. Eine Erfassung mit diesem Instrument erfordert von erfahrenen Ergotherapeuten ca. 40 – 60 Minuten.

Das Instrument umfasst vier Seiten mit Items zu den einzelnen Komponenten der sozialen Handlungskompetenz. Die Beurteilung wird wie beim Instrument zur individuellen Handlungskompetenz durch gezielte Leitfragen unterstützt. Die Beurteilung erfolgt skaliert und im Verhältnis zu jeweils persönlich bedeutsamen und relevanten Bezugsgruppen.

Beide Instrumente sind in einem qualitativen Forschungsdesign konzipiert und erprobt worden und entsprechen den Gütekriterien qualitativer Forschung. Im Folgenden werden die beiden Erfassungsinstrumente getrennt beschrieben.

1 Hinweis zur Geschlechterbezeichnung: In diesem Fachbuch wurde jeweils zwischen der männlichen und der weiblichen Form abgewechselt. Selbstverständlich sind die jeweils anderen Geschlechter ebenso angesprochen. (Anmerkung des Lektorats nach den Vorgaben der Autorin)

2 Das Erfassungsinstrument für individuelle Handlungskompetenz (EIHK)

Dieses Erfassungsinstrument ist vielen Ergotherapeutinnen bereits unter dem Namen „Basisbogen zur Erfassung der Handlungsfähigkeit" bekannt. Als solches wird es bereits seit 25 Jahren in der Ergotherapie, insbesondere im Fachbereich Psychiatrie eingesetzt. Es ist eines von mehreren bekannten und häufig eingesetzten Assessments für die Ergotherapie, jedoch zurzeit das einzige, das speziell für die Psychiatrie entwickelt und erprobt wurde. Es ist direkt im Dialog mit den Anwenderinnen entstanden und seit der ersten Veröffentlichung in der Schweiz, in Deutschland und Österreich in der ergotherapeutischen Ausbildung sowie in Weiterbildungen für Ergotherapeuten vermittelt worden. In größeren Institutionen ist es auch bereits elektronisch in umfassende Verlaufsdokumentationsprogramme aufgenommen worden. Zahlreiche praktizierende Ergotherapeutinnen haben das Erfassungsinstrument im Hinblick auf jeweils spezifische Erkrankungen oder Einschränkungen untersucht und validiert. In der hier vorgelegten Auflage sind wesentliche Veränderungen in der Skalierung vorgenommen worden, während der Aufbau und die Items gleich bleiben, da diese ja direkt aus dem handlungstheoretischen Modell nach v. Cranach hergeleitet sind. Die neue Skalierung spiegelt die Entwicklung der Ergotherapie in diesen 25 Jahren wieder. Das Bewusstsein um die Wichtigkeit der individuellen Relevanz der Handlungskompetenz ist in ergotherapeutischen Fachkreisen gestiegen. Es gibt nicht eine optimale Handlungskompetenz, sondern eine jeweils für einen einzelnen Menschen in seinem ganz speziellen Umfeld relevante Handlungskompetenz. Während der Basisbogen noch einen gewissen Spielraum für Ergotherapeuten bot, den Maßstab für die zu erreichende Handlungskompetenz festzulegen beziehungsweise durch das Instrument nicht direkt dazu aufgefordert wurde, diesen individuellen Handlungsrahmen zu berücksichtigen, wird dies mit der neuen Skalierung direkt vorgegeben.

2.1 Theoretische Grundlagen

Das Instrument wird ganz direkt durch das handlungstheoretische Modell von v. Cranach abgestützt. Im Zentrum aller ergotherapeutischen Behandlungskonzepte steht die Förderung der autonomen Handlungskompetenz. In diesem Sinne stellt ein Instrument zur Erfassung dieser (sowohl im individuellen als auch im sozialen Rahmen) eine ausschlaggebende Komponente eines konzeptionellen Modells für die Ergotherapie dar.

Das handlungstheoretische Modell nach v. Cranach beruht auf verhaltenstheoretischen (naive Verhaltenstheorie nach Heider, 1958; Laucken, 1973), sozialpsychologischen (Theorie der sozialen Kontrolle im symbolischen Interaktionismus nach Goffmann, 1961, 1963, 1969; Mead, 1964; Harré & Secord, 1972) und insbesondere auf systemtheoretischen handlungsanalytischen Modellen (Miller et al., 1973, Hacker, 1986). Dass das Modell diese drei Quellen vereinigt, verleiht ihm eine große Spannbreite der Erfassungs- und Betrachtungsmöglichkeiten. Eine umfassende Darstellung des Modells findet die interessierte Leserin in Blaser, 2004 und Blaser und Csontos, 2014 (*Ergotherapie in der Psychiatrie*, Bern: Hans Huber)

Hier soll derjenige Aspekt des handlungstheoretischen Modells hervorgehoben werden, der dem Erfassungsinstrument direkt zugrunde liegt. Dieser Aspekt ist der systemtheoretischen Handlungsanalyse zuzuordnen, die eine hierarchische Struktur der Handlung einerseits, eine sequentielle Struktur andererseits vorsieht.

Die hierarchische Struktur gliedert eine Handlung in sinnvolle, hierarchisch angeordnete Einheiten von Handlungen bis zu einzelnen Muskelbewegungen, die diese Handlungen erfordern. Diese Struktur hat für die Ergotherapie im Hinblick auf die Wahl von für die Patienten bedeutungsvollen Handlungen auf bestimmten Ebenen der Anforderung und Komplexität Bedeutung. Sie wird jedoch im Erfassungsinstrument nicht berücksichtigt, da sie nicht direkt zielführend der Erfassung der Handlungskompetenz dienen kann.

Die sequentielle Struktur entspricht einem Regelkreis von Informationsverarbeitungsprozessen, die der Steuerung und Energetisierung von Handlungen dienen. Er wird in der folgenden **Abbildung 2-1** dargestellt.

Informationsverarbeitungsprozesse sind kognitive Prozesse, in die die folgenden Faktoren einbezogen werden:

- affektive, emotionale und motivationale Zustände
- persönliche Fähigkeiten, persönliches Fachwissen
- Anforderungen der sozialen Umwelt (Regeln, Normen, Haltungen)
- materielle, räumliche und zeitliche Voraussetzungen.

Die steuernden Informationsverarbeitungsprozesse bilden eine logische Abfolge, die sich während einer Handlung auch wiederholen kann. Demgegenüber fließen energetisierende Informationsverarbeitungs-

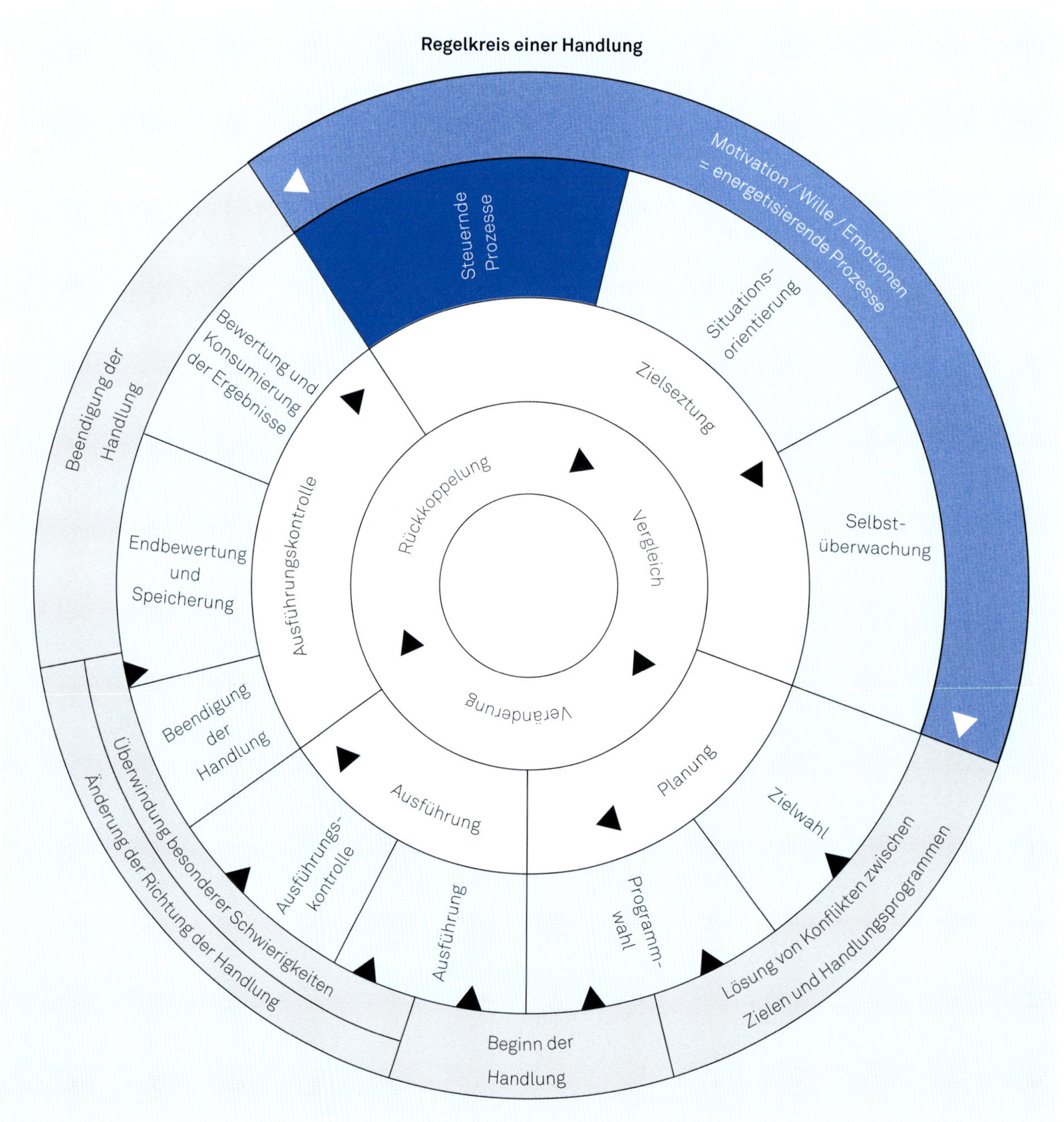

Abbildung 2-1: Regelkreis der Informationsverarbeitungsprozesse (eigene Darstellung)

prozesse an Stellen der Handlung ein, die sie besonders erfordern (wie z.B. bei Entscheidungen, Richtungsänderungen, Schwierigkeiten).

Das handlungstheoretische Modell stellt durch die Berücksichtigung motivationaler Prozesse ein integratives Modell dar. Durch die Integration steuernder und energetisierender, motivationaler Informationsverarbeitungsprozesse entsteht ein modernes, integratives Modell über Handlung und Motivation, wie es beispielsweise v. Cranach & Tschan (1997, in Straub et al., 1997) in einem Phasenmodell, das das Rubikonmodell (Heckhausen, 1986) und die Phasengliederung der Handlungsregulationstheorie (v. Cranach et al., 1980) vereint. Das Modell zeigt deutlich auf, dass in vor- und nachbereitenden Informationsverarbeitungsprozessen insbesondere eine gute Motivation, in der effektiven Umsetzung genügend starker Wille sowie genügend energetisierende positive oder negative Emotionen erforderlich sind.

Die von v. Cranach konzipierten und beschriebenen Informationsverarbeitungsprozesse stellen die Grundlage für die Items, d.h. für die zu erfassenden Fähigkeiten, dar und werden im Testkonzept detailliert dargestellt.

2.2 Testkonzept

2.2.1 Fragestellungen und Zielgruppen

Die übergeordnete Fragestellung ist diejenige nach Ressourcen einerseits, Beeinträchtigungen andererseits, im Hinblick auf die Handlungskompetenz von Menschen. Die differenzierten Fragestellungen liegen deutlich im Bereich von kognitiven, sozialen und emotionalen Fähigkeiten, nicht im Bereich von neurologischen oder motorischen und organischen Beeinträchtigungen. Fragestellungen also, die in den Fachbereichen Psychiatrie (Kinder- und Jugendpsychiatrie, Erwachsenenpsychiatrie, Forensik, Gerontopsychiatrie) Relevanz haben. Die Fragestellungen dienen auch der Indikationsstellung zur Ergotherapie, es handelt sich also um zentrale Fragestellungen von Ergotherapeutinnen im Hinblick auf Behandlungskonzepte und Behandlungsverläufe.

Im Bereich der Psychiatrie sind stets auch Fragestellungen im Hinblick auf Ressourcen von großem Interesse, die zur Stärkung der Selbstwirksamkeitsüberzeugung (Flammer, 1999) und zur Kompensation von Schwierigkeiten herangezogen werden können. Diagnostische Fragestellungen betreffen z.B. die Beeinträchtigung der Energetisierung besonders bei depressiven Erkrankungen, die Beeinträchtigung der

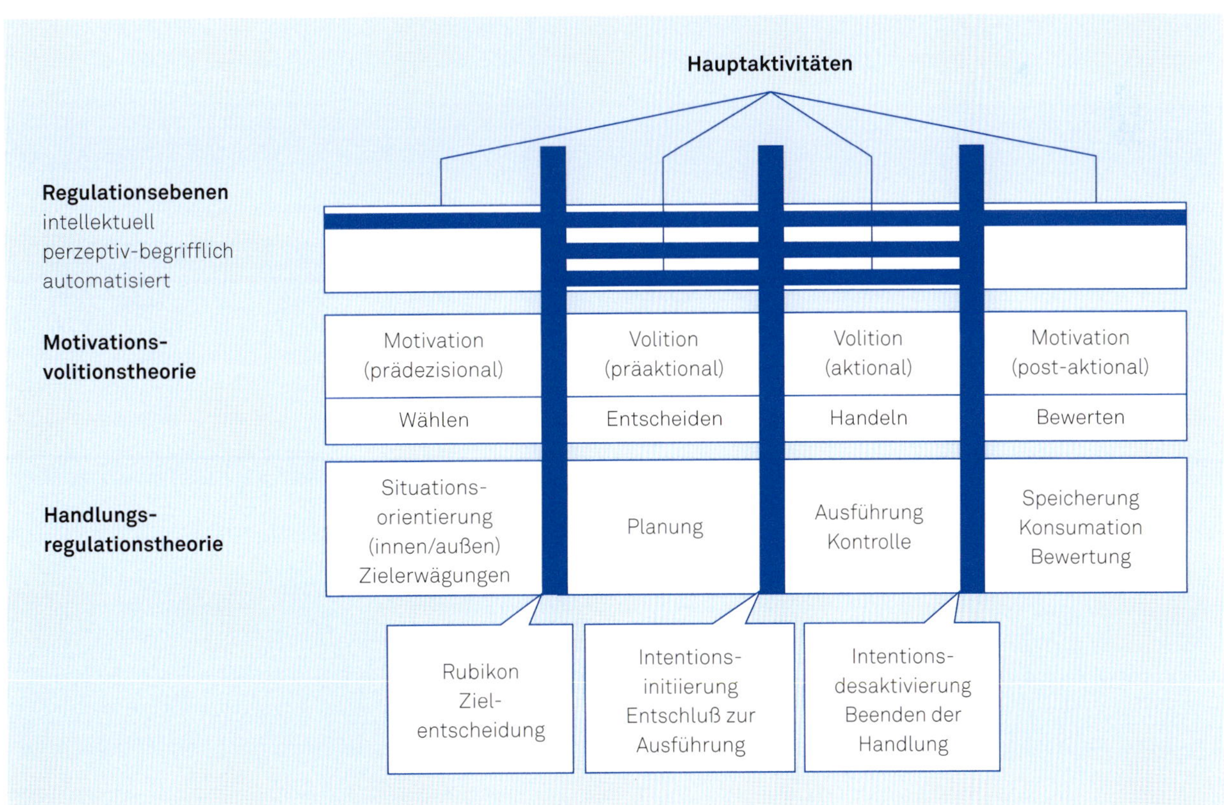

Abbildung 2-2: Intergriertes Phasenmodell (v. Cranach & Tschan, 1997)

Selbsteinschätzung im Bereich von Abhängigkeitserkrankungen, die umfassende beziehungsweise uneinheitliche Beeinträchtigung der Informationsverarbeitungsprozesse bei schizophrenen Erkrankungen, die Beeinträchtigung der Selbsteinschätzung und Selbststeuerung bei Erkrankungen im Bereich von Borderline-Persönlichkeitsstrukturen.

Die Fragestellungen betreffen häufig auch die Rehabilitation, Schulung oder Platzierung von Patientinnen, d.h. das Niveau der Anforderungen, denen ein Patient gerecht werden kann. Sofern die Fragestellungen insbesondere auch soziale Kompetenz mit beinhalten, wird eine zusätzliche Beurteilung mit dem Instrument zur Erfassung sozialer Handlungskompetenz empfohlen.

Zielgruppen sind Menschen mit Beeinträchtigungen der Handlungskompetenz durch kognitive, soziale und emotionale Begrenzungen. Es gibt für die Anwendung des Instrumentes weder altersbedingte, noch krankheitsbedingte Einschränkungen. Bei der Erfassung der Handlungskompetenz werden mittels der Skalierung immer die konkreten Anforderungen der Umwelt oder Situation berücksichtigt, die für die jeweilige Patientin bedeutungsvoll sind.

2.2.2 Erfasste Fähigkeiten

Mit dem vorliegenden Instrument werden diejenigen kognitiven, sozialen und emotionalen Fähigkeiten erfasst, die die Steuerung und Energetisierung von Handlungen ermöglichen. Im Folgenden werden diese Fähigkeiten informativ dargestellt. Für eine tiefergreifende Auseinandersetzung empfiehlt sich die Lektüre des Fachbuches *Ergotherapie in der Psychiatrie. Handlungsfähigkeit und Psychodynamik in der Erwachsenen, Kinder- und Jugendpsychiatrie* (Blaser & Csontos, 2014), in dem die Fähigkeiten auch im Zusammenhang mit psychiatrischen Erkrankungen beschrieben werden. Dieses Fachbuch zeigt auf, wie mit den erfassten Ressourcen und Beeinträchtigungen ergotherapeutisch umgegangen werden kann, es stellt also die Fortsetzung der Erfassung dar beziehungsweise ermöglicht es dem Ergotherapeuten einen fachgerechten Umgang mit dem erfassten Bild über die Handlungskompetenz von Patienten (siehe **Tabelle 2-1** und **Tabelle 2-2**).

Für weitere Erläuterungen und praktische Beispiele zu den Informationsverarbeitungsprozessen sowie für Verknüpfungen mit Beeinträchtigungen und Res-

Tabelle 2-1: Steuernde Informationsverabeitungsprozesse

Items	Erklärungen	Beobachtungsmöglichkeit in der Ergotherapie
Situations-orientierung	Die Handelnde berücksichtigt jene Umstände und Ereignisse der Umwelt, die Hinweise für die Gestaltung einer Handlung enthalten: Beginn und Ende, Anpassung an wechselnde Umstände etc. Die Orientierung richtet sich nicht nur auf räumliche, zeitliche und materielle, sondern auch auf soziale Gegebenheiten.	Die Situation wird von der Patientin im Hinblick auf eine adäquate Zielsetzung und Programmwahl analysiert. Dabei beachtet sie die räumlichen und materiellen, zeitlichen und sozialen Bedingungen für die zukünftige Handlung. Sie orientiert sich im Raum und schätzt Möglichkeiten und Einschränkungen ein, die dieser Raum dem Handeln als Rahmen anbietet. Im Hinblick auf eine Handlung orientiert sie sich nun über die materiellen Voraussetzungen. Im Rahmen der Ergotherapie ist diese Orientierung sehr gut beobachtbar, geht es doch konkret um die Einrichtung der Therapieküche, um Werkzeug und Maschinen sowie um zur Verfügung stehendes Material. Auch die zeitliche Orientierung und Berücksichtigung kann in der Ergotherapie direkt beobachtet werden, es geht hier darum, die zur Verfügung stehende Zeit – z.B. eine oder mehrere Therapieeinheiten – in einen Zusammenhang mit realistisch ausführbaren Handlungen oder Projekten zu stellen. Die soziale Orientierung spricht die Rücksichtnahme auf Mitpatienten an, auf deren Bedürfnisse, auf entsprechende Arbeitsplatzgestaltung, Einnahme von Raum, Platz aber auch von Zeit der Therapeutin für allfällige Hilfestellungen. Durch eine gute Abstimmung der Handlung auf die Gegebenheiten der Situation können überraschend auftretende Schwierigkeiten und damit Misserfolge im Handeln vermieden werden. Eine Stärkung der Selbstwirksamkeitsüberzeugung ist dann eher möglich.

Items	Erklärungen	Beobachtungsmöglichkeit in der Ergotherapie
Selbst-überwachung	Der Zustand des Handelnden wird hinsichtlich all jener Umstände registriert, die wichtige Verhaltenskonsequenzen haben könnten. Hier richtet sich die Orientierung auf persönliche Fähigkeiten, auf den momentanen psychischen und physischen Zustand, auf persönliche Bedürfnisse biophysischer, materieller, emotionaler und sozialer Art (nach v. Cranach, 1984).	Es wird für den Ergotherapeuten sichtbar oder im Gespräch mit dem Patienten erfahrbar, ob der Patient für seine Handlungen, sein Wissen und Können und besonders auch seine momentane physische und psychische Verfassung berücksichtigt. Durch eine gute Abstimmung der Handlung auf den individuellen Momentanzustand werden Unter- oder Überforderung vermieden und das Gelingen der Handlung wahrscheinlich.
Zielwahl	Aus dem Vergleich der Ergebnisse der vorhergehenden Informationsverarbeitungsprozesse und unter dem Hinzuziehen zusätzlicher Informationen aus anderen Speichern (Gedächtnis) entwickelt die Handelnde in einem Prozess der Vorwärtskoppelung Repräsentationen künftiger, angestrebter Zustände (Ziele) (nach v. Cranach, 1984).	Im Gespräch mit der Patientin oder ggf. auch durch Beobachtung des weiteren Verlaufs kann die Ergotherapeutin beurteilen, wie gut die Wahl der Handlung auf die äußeren Gegebenheiten sowie auf die individuellen Stärken und Schwächen und den individuellen Momentanzustand abgestimmt vorgenommen wird. Oft wird eine Fehleinschätzung jedoch auch erst im Verlauf der weiteren Handlung offensichtlich. Die Handlung findet in den meisten Fällen nicht zum vorgenommenen Ziel, wenn das Ziel nicht unter Berücksichtigung der Situation und der handelnden Person gesetzt wird. In sehr vielen Fällen steht und fällt die Handlung mit diesen drei Informationsverarbeitungsprozessen, die die Handlung auswählen. Für die ergotherapeutische Erfassung der Handlungskompetenz sind deshalb gerade diese drei vorbereitenden Prozesse von großer Wichtigkeit.
Programmwahl	Der Handelnde wählt ein Programm, welches den Weg vom gegenwärtigen Zustand bis hin zum Ziel abbildet (Plan). Das Programm kann aus dem gespeicherten Repertoire des Handelnden ausgewählt oder im gegebenen Moment entwickelt werden; die meisten Programme sind Mischungen von beidem. Häufig stehen mehrere geeignete Programme zur Verfügung, aus denen ausgewählt werden muss. Programme enthalten z. B. Angaben über Werkzeug, Material, Arbeitsschritte, soziale Handlungsstrategien. Programme resultieren aus Endbewertungen und Speicherungen früherer Handlungen sowie aus vielfältigen Lernprozessen (nach v. Cranach, 1984).	Die Programmwahl ist vergleichbar mit der Wahl eines Kochrezeptes, einer Arbeitsweise oder eines bestimmten Materials. Sie steht in unmittelbarem Zusammenhang mit der Endbewertung und Speicherung. Je sorgfältiger letztere ausfällt und je besser sie kognitiv abgebildet werden kann, desto effizientere und erfolgversprechendere Programme stehen dem Patienten für weitere Handlungen zur Verfügung. Der Ergotherapeut wird diesen Zusammenhang jeweils feststellen und beide Informationsverarbeitungsprozesse Hand in Hand fördern. Die Beobachtung bezieht sich an dieser Stelle darauf, ob der Patient Handlungsprogramme zur Verfügung hat oder auswählt, die zielführend sind.
Ausführung	Um reale Wirkungen zu erzielen, muss die Handelnde das Programm in eine Handlung umsetzen, dabei wird wieder auf gespeicherte Information zurückgegriffen. Der in der Zielsetzung antizipierte Zustand wird jetzt aktiv herbeigeführt (nach v. Cranach, 1984).	Unter dem Aspekt der Ausführung kann die Ergotherapeutin weitere Beobachtungen machen und im Erfassungsinstrument notieren. Während der Ausführung sind beispielsweise auch motorische oder feinmotorische Schwierigkeiten feststellbar, Schwierigkeiten der Wahrnehmung, Konzentration, Aufmerksamkeitsspanne, Genauigkeit, Ausdauer etc. Zudem wird die grundlegende Frage beantwortet, ob die Patientin tatsächlich die Handlungsschritte vornimmt, die durch das Handlungsprogramm vorgesehen sind.
Ausführungs-kontrolle	Der Handelnde muss sicherstellen, dass die Handlung richtig ausgeführt wird. Die Ausführungskontrolle erfolgt meistens in Form von Rückkoppelungsschleifen. Die Frage dabei lautet, ob der Handelnde das gesetzte Ziel schon erreicht hat, ob sich das gewählte Programm bewährt hat (nach v. Cranach, 1984).	Der Ergotherapeut kann beobachten, ob der Patient eine Kontrolle über die ganze Handlung vornimmt, bevor er sie abschließt. In der Praxis sind häufig vorzeitige Abbrüche, ungenaues Hinsehen, mangelnde Geduld für eine Auswertung u. a. m. feststellbar.

Items	Erklärungen	Beobachtungsmöglichkeit in der Ergotherapie
Beendigung	Die Handelnde muss die Handlung anhalten, wenn das Ziel erreicht ist, damit sie nicht darüber hinausschießt (nach v. Cranach, 1984).	Die Ergotherapeutin kann beobachten, ob eine Handlung tatsächlich erst nach einer Erfolgskontrolle abgeschlossen, frühzeitig abgebrochen oder unnötig in die Länge gezogen wird. Die Beendigung als steuernder Informationsverarbeitungsprozess meint diesen für die Handlung adäquaten Zeitpunkt des Abschlusses.
Endbewertung und Speicherung der Handlung	Der Handelnde rekapituliert die vergangene Handlung in ihren Einzelheiten und speichert den ganzen Zusammenhang im Gedächtnis ab. Auf diese Weise lernt er aus Erfolgen und Misserfolgen und verbessert Handlungsstrategien. Eine gute Endbewertung und Speicherung ermöglicht den Gebrauch der Handlungsstrategie in anderen Zusammenhängen, in ähnlichen Situationen in Form von Handlungsprogrammen (nach v. Cranach, 1984).	Es wurde bereits erwähnt, dass dieser Informationsverarbeitungsprozess Hand in Hand mit demjenigen der Programmwahl beobachtet werden kann. Eine adäquate und für zukünftiges Handeln relevante Endbewertung und Speicherung kann dann festgestellt werden, wenn ein Patient die Handlung in einer neuen Situation selbstständig wiederholen kann, oder dann, wenn ein Patient in der Lage ist, ein eigenes Handlungsprogramm für die gewollte Handlung abzurufen.
Bewertung und Konsumierung der Ergebnisse	Die Ergebnisse werden als Grundlage für künftige Handlungen und die Anpassung an neue Situationen bewertet und konsumiert. Die Konsumierung kann wiederum eine eigene Handlung darstellen. Die in ihr enthaltene Belohnung ist naturgemäß der Schwerpunkt der ganzen Sequenz. Konsumierung heißt in diesem Zusammenhang einerseits die Freude an einer gelungenen, andererseits den Ärger über eine misslungene Handlung (nach v. Cranach, 1984). Insgesamt wird in diesem Informationsverarbeitungsprozess die Verantwortung für das Ergebnis der Handlung persönlich übernommen oder der Situation oder anderen attribuiert. Er spiegelt also einerseits die Qualität der Selbstwirksamkeitsüberzeugung wider und fördert andererseits eine positive Selbstwirksamkeitsüberzeugung (Ergänzung M. Blaser). Da die Selbstwirksamkeitsüberzeugung (Kontrollmeinung) einen wichtigen Faktor ergotherapeutischer Behandlungskonzepte darstellt, verweise ich hier für eine tiefergreifendere Auseinandersetzung auf Flammer (1999).	Bewertung und Konsumierung der Handlung steht in einem engen Zusammenhang mit der Übernahme der Verantwortung dafür. Die Ergotherapeutin kann beobachten, ob eine Patientin mit ihrer Handlung zufrieden ist, den Erfolg genießt und auf sich bezieht oder eher der Therapeutin oder den Mitpatientinnen zuschreibt (attribuiert). Das Gleiche geschieht mit allfälligem Misserfolg: die Patientin kann ihn sich selbst oder der Situation, der Therapeutin, den Mitpatientinnen attribuieren. Je nachdem liegt eine positive oder eine negative Selbstwirksamkeitsüberzeugung vor. Die Selbstwirksamkeitsüberzeugung ist ein wichtiger Aspekt ergotherapeutischer Unterstützungs- und Förderungsmöglichkeiten (Blaser & Csontos, 2014, S. 40).

Tabelle 2-2: Energetisierende Informationsverarbeitungsprozesse

Item	Erklärung	Beobachtungsmöglichkeit in der Ergotherapie
Beginn und Beendigung der Handlung	Wenn bereits ein bestimmtes Programm aus dem Repertoire ausgewählt wurde, braucht es zusätzliche Information, einen zusätzlichen Energieschub (Willen), um den Prozess in Gang zu setzen. In der Alltagspsychologie ist dies der Entschluss, welcher der Entscheidung folgen muss, damit die Handlung verwirklicht wird. Ebenso erfordert der Abschluss einer Handlung zu einem adäquaten Zeitpunkt einen zusätzlichen Aufwand an Energie (nach v. Cranach, 1984).	Der Ergotherapeut kann beobachten, ob der Patient mit ausreichender eigener Energie und Motivation, mit eigenem Willen eine geplante Handlung beginnen, eine bewertete Handlung beenden kann. Oft ist an diesen beiden Stellen eine Schwäche des Antriebs feststellbar, die natürlich mit verschiedenen psychiatrischen Krankheitsbildern im Zusammenhang steht (Blaser & Csontos, 2014). Sichtbar wird in der Ergotherapie ein Patient, der inaktiv vor der gut vorbereiteten Handlung sitzt, stets sehr viel Aufmunterung und Ansporn braucht, der nicht die Energie aufbringt, eine Handlung abzuschließen (was ebenso viel Energie in Anspruch nimmt wie der Beginn der Handlung).
Überwindung besonderer Schwierigkeiten	Während der Ausführung können besondere, nicht vorhergesehene Schwierigkeiten auftreten, die eine spezielle Anstrengung mit sich bringen und daher zusätzliche Energie (Motivation, Wille, Emotionen) brauchen (nach v. Cranach, 1984).	Die Ergotherapeutin kann den Umgang einer Patientin mit auftauchenden Schwierigkeiten beobachten. Wird die Handlung abgebrochen, das Handlungsziel geändert, das Programm modifiziert, holt die Patientin sich Hilfestellungen und Ratschläge oder versucht sie, die Probleme selber zu lösen. Kann sie auf andere zugehen oder ist sie darauf angewiesen, dass die Therapeutin auf sie zukommt. Nimmt sie wahr, ob die Schwierigkeit an eigenem Unvermögen oder an ungeeignetem Material oder an einem ungeeigneten Handlungsprogramm liegt.
Änderung der Richtung der Handlung	Die Richtungsänderung kann vor allem dann Energetisierung (Motivation) erfordern, wenn die Handlung kräftig oder schnell abläuft. Dann etwa beim Übergang von einem zum nächsten Programm (nach v. Cranach, 1984).	Eine Richtungsänderung ist nur dann beobachtbar, wenn eine Handlung in Teilhandlungen aufgegliedert werden kann, die eine Richtungsänderung mit sich bringen. Solche Handlungen stellen schon höhere Anforderungen an den Handelnden. So muss Energie bereitgestellt werden, wenn es darum geht, vom Teigrühren dazu überzugehen, den Teig in eine Backform zu geben. Bei schweren kognitiven Beeinträchtigungen werden solche Handlungen mit mehreren Schritten gar nicht in Betracht gezogen. Wird jedoch eine Rehabilitation angestrebt (Familie, Arbeit), so ist es für die Patientinnen wichtig, solche Richtungsänderungen selbstständig vornehmen zu können.
Lösung von Konflikten zwischen Zielen und Handlungsprogrammen	Dieser Informationsverarbeitungsprozess kann dann beobachtet werden, wenn uns zur Erreichung eines Ziels verschiedene Programme zur Verfügung stehen. Spezielle Energetisierung (Motivation) ist erforderlich, um einer der Handlungstendenzen zum Durchbruch zu verhelfen, d.h. eines der geeigneten Programme zu wählen (nach v. Cranach, 1984).	Oft stehen für ein Handlungsziel verschiedene Handlungsprogramme zur Verfügung. Unter dem Aspekt der Steuerung der Handlung stellt sich die Frage, ob die Handelnde ein gut geeignetes Programm auswählen kann oder bereits zur Verfügung hat. Unter dem Aspekt der Energetisierung geht es um die Entscheidungsfähigkeit bei Vorliegen mehrerer gleichwertiger Handlungsprogramme.

Tabelle 2-3: Analyse einer Handlung

Informations-verarbeitungs-prozess	Fragestellung	Beobachtung der Handlung
Steuernde Informationsverarbeitungsprozesse		
Situations-orientierung	Berücksichtigt die Patientin beim Handeln Bedingungen und Gegebenheiten der Umwelt?	Die Patientin schaut sich in der Therapieküche um, fragt Mitpatienten, wie sie die Sauce gerne hätten, öffnet Schubladen zu Orientierung, fragt die Therapeutin nach der Anzahl der Mitessenden, macht sich im Bewusstsein der begrenzten Zeit an die Arbeit.
Selbst-überwachung	Kann die Patientin ihre Bedürfnisse wahrnehmen, Fähigkeiten und physischen beziehungsweise psychischen Momentanzustand einschätzen?	Die Patientin erwähnt, dass sie für ihre Familie oft Salat zubereitet. Sie überlegt, ob sie heute in der Lage dazu ist, da sie Kopfschmerzen hat, entscheidet sich jedoch dann zur Handlung, da sie annimmt, dass die Kopfschmerzen durch die Ablenkung abnehmen werden.
Zielwahl	Kann die Patientin gestützt auf Situationsorientierung und Selbstüberwachung realistische Ziele formulieren?	Die Patientin entscheidet sich dafür, den Salat selbst herzustellen, da sie sich das gut zutraut und auch die Rahmenbedingungen so gesteckt sind, dass sie rechtzeitig zur Essenszeit fertig sein kann.
Programmwahl	Kann die Patientin für ein gestecktes Ziel einen realistischen Handlungsplan entwerfen beziehungsweise auswählen?	Als einer erfahrenen Hausfrau stehen der Patientin mehrere Handlungsprogramme zur Verfügung. Sie entscheidet sich für einen Kopfsalat mit Avocado, beide Zutaten hat sie im Kühlschrank gefunden. Sie entscheidet sich, eine französische Sauce in einem separaten Gefäß herzustellen, damit die Mitpatienten die Menge selber bestimmen können.
Ausführung	Kann die Patientin den Handlungsplan einhalten?	Die Patientin hält sich an die ihr bekannte und bewährte Reihenfolge der Handlungsschritte.
Ausführungs-kontrolle	Kann die Patientin Erfolg beziehungsweise Misserfolg während der Ausführung realistisch einschätzen und im Hinblick auf das Ziel kontrollieren?	Beim Waschen des Salates überprüft die Patientin mehrmals die Menge, die für sieben Personen ausreichen sollte. Sie prüft, ob sie den Salat genügend abgetropft hat. Sie prüft die gemachte Sauce.
Beendigung der Handlung	Kann die Patientin eine Handlung zu einem adäquaten Zeitpunkt abschließen?	Die Patientin schließt die Handlung damit ab, dass sie Salatschüssel und Saucenbehälter kurz vor dem geplanten Mittagessen auf den Tisch stellt und die Mitpatienten fragt, ob sie noch jemanden unterstützen kann.
Endbewertung und Speicherung	Kann die Patientin die beendete Handlung realistisch auswerten, kognitiv speichern und in einem neuen Zusammenhang einsetzen?	Dass die Patientin das kann, wird deutlich aus der absoluten Selbstständigkeit, mit der sie die ganze Handlung ausführt und dabei auf abgespeicherte Handlungsprogramme zurückgreifen kann.
Bewertung und Konsumierung	Kann die Patientin Erfolge/Misserfolge einer Handlung auf sich selbst beziehen und eine angemessene emotionale Reaktion zeigen?	Die Patientin zeigt ihre Zufriedenheit mit dem Ergebnis. Selbst isst sie den Salat mit Genuss, stellt fest, dass die Kopfschmerzen abgenommen haben und wirkt stolz auf ihren Erfolg.
Energetisierende Informationsverarbeitungsprozesse		
Beginn und Beendigung der Handlung	Hat die Patientin die notwendige Energie, um sich für den Beginn oder die Beendigung einer Handlung zu entscheiden?	Die Patientin beginnt aus eigenem Antrieb mit der Ausführung des Handlungsprogrammes. Sie beendet die Handlung auch zu einem adäquaten Zeitpunkt wieder und wendet sich neuen Aufgaben zu.
Überwindung besonderer Schwierigkeiten	Findet die Patientin bei unvorhergesehenen Schwierigkeiten Lösungsmöglichkeiten, um die Handlung weiterzuführen?	Als die Patientin merkt, dass eine Salatschleuder fehlt, fragt sie die Therapeutin um Rat, den sie dann auch umsetzt.

Informations-verarbeitungs-prozess	Fragestellung	Beobachtung der Handlung
Änderung der Richtung der Handlung	Kann die Patientin flexibel auf sich ändernde äußere Bedingungen reagieren?	Die Patientin wechselt selbstständig, ohne Irritation oder Zeitverlust, vom Salatwaschen zur Herstellung der Sauce.
Lösung von Konflikten zwischen Zielen und Handlungs-programmen	Kann sich die Patientin für eine von mehreren Alternativen entscheiden?	Als die Patientin in die Runde fragt, ob die Mitpatienten es mögen, wenn sie die Sauce gleich unterrührt, erhält sie keine Antwort. Sie entscheidet sich selbstständig dafür, die Sauce separat auf den Tisch zu stellen.

sourcen bei bestimmten psychiatrischen Krankheitsbildern ist verwiesen auf Blaser (2004) und Blaser und Csontos (2014). Zur Illustration der Beschreibung der Items wird im Folgenden eine Handlung analysiert, die in der Ergotherapie häufig als Beobachtungsgrundlage eingesetzt wird **(Tab. 2-3)**.

2.3 Anwendung des Verfahrens

2.3.1 Durchführung

Festlegung des Zielwertes

Aufgrund einer allgemeinen Erfassung der Lebens- und ggf. Arbeitssituation des Patienten sowie, sofern möglich, des Gesprächs mit dem Patienten, legt der Ergotherapeut die erforderlichen Zielwerte in Bezug auf die einzelnen Informationsverarbeitungsprozesse fest. Diese Vorarbeit kann auch durch ein Assessment zur Partizipation des Patienten wie z.B. Rolleninventare und Interessencheckliste im Rahmen des MOHO (Model of Human Occupation), des CMOP (Canadian Model of Occupation) u.a.m. erleichtert werden, wobei der Einsatz solcher Assessments in der Regel sehr zeitaufwendig und umso weniger notwendig ist, je mehr Erfahrung die Erfasserin hat. Die Zielwerte werden im Erfassungsinstrument leicht verständlich beschrieben, es sind fünf unterschiedliche Zielwerte vorgesehen. In der darauffolgenden Erfassung werden die Momentanwerte beobachtet und erfasst.

Wahl der zu beobachtenden Handlung

Zur Wahl der zu beobachtenden Handlung gibt es zwei Möglichkeiten.

a) Die Ergotherapeutin wählt eine Handlung aus, die dem Schwierigkeitsgrad entspricht, den eine Patientin vermutlich zurzeit meistern kann. Es ist eine im Rahmen der Ergotherapie übliche Handlung oder auch bereits eine Handlung aus dem Partizipationsbereich der Patientin denkbar (Haushalt, Arbeit etc.). Vorausgehend muss die Erfasserin anhand der Kriterien für eine Handlung sicherstellen, dass sie eine Handlung beobachtet, nicht etwa ein Verhalten oder Tun. Dazu sind die Definitionen nach v. Cranach et al. (1980), Hacker (1996), Groeben (1986) u.a.m. hilfreich: Mit der Bezeichnung Handlung ist eine „Einheit des Handelns, die sich durch ihre Ausrichtung auf ein bestimmtes Ziel kennzeichnen läßt" (v. Cranach et al., 1980), gemeint. Eine Handlung entspricht den folgenden sechs Definitionskriterien: Bewusst, zielgerichtet, geplant, beabsichtigt, sozial gesteuert, sozial kontrolliert. Eine Handlung zur Beobachtung der Handlungskompetenz muss also unabdingbar die oben genannten Kriterien erfüllen. Für eine tiefergehende Auseinandersetzung mit diesen Kriterien verweise ich auf Blaser und Csontos (2014, Kapitel 1 und 2).

b) Der Patient orientiert sich im Raum und wählt selbst eine Handlung. Nur bei der zweiten Variante kann die vollständige Handlung beobachtet werden. Bei der ersten Variante muss die Therapeutin weitere Handlungen beiziehen, bei denen sie Situationsorientierung, Selbstüberwachung und Zielwahl beobachten kann.

Erfassungsdesigns

Für die Erfassung der individuellen Handlungskompetenz sind unterschiedliche Designs möglich:

- Direkte Beobachtung einer Patientin während einer Handlung. Um zu gewährleisten, dass jeder Informationsverarbeitungsprozess beobachtet werden kann, sollte die Patientin die Handlung selber wählen.
- Direkte Beobachtung eines Patienten während einer Handlung. Oft muss die Handlung vom Ergotherapeuten vorgegeben werden, da der Patient noch nicht zu einer eigenen Wahl fähig ist. In die-

sem Fall werden die vorbereitenden IVP Situationsorientierung, Selbstüberwachung und Zielwahl bei einer später selbstständig gewählten Handlung beobachtet.
- Es ist auch möglich, den Erfassungsbogen erst im Nachhinein auszufüllen. Ein solches Vorgehen erfordert etwas Erfahrung seitens des Erfassers, ist jedoch dann indiziert, wenn beispielsweise Ängste oder paranoide Tendenzen mit einer direkten Beobachtung geschürt würden.
- Aufgeteilte Beobachtung über mehrere Handlungen. Oft ist es auch sinnvoll, bekannte, routinierte Handlungen mit unbekannten zu vergleichen.
- Je nach festgelegtem Zielwert werden die benötigten Materialien und Werkzeuge vorher gut sichtbar vorbereitet oder an ihren Aufbewahrungsorten belassen (je nachdem, ob die Situationsorientierung beobachtet werden soll).

2.3.2 Auswertung

Vorgehen

Die erfassten Momentanwerte werden mit den im Voraus festgesetzten Zielwerten verglichen. Positiv zu wertende Differenzen, die auf besondere Ressourcen oder bereits erreichte Zielwerte hinweisen, werden grün markiert, negativ zu wertende, auf Beeinträchtigungen hinweisende, rot. Auf diese Weise wird optisch deutlich, bei welchen Informationsverarbeitungsprozessen Ressourcen beziehungsweise Beeinträchtigungen im Hinblick auf die individuellen Anforderungen an die Patientin festzustellen sind. Bei der weiteren Interpretation werden die grünen Differenzen als Ressourcen formuliert, die beispielsweise zur Ichstärkung oder zur Kompensation von Beeinträchtigungen geeignet sind. Die roten Differenzen werden als Beeinträchtigungen und mithin als Zielsetzungen der ergotherapeutischen Behandlung formuliert. Die folgenden Erfassungsbeispiele dienen der Illustration der Vorgehensweise bei der Auswertung.

Fallstudie 1: EIHK

Der Patient hat eine Lehre als Plattenleger abgeschlossen und anschließend in der gleichen Werkstatt weitergearbeitet. Er war bekannt als eher schüchterner, sorgfältiger und fleißiger Mitarbeiter. Oft blieb er abends länger an der Arbeit, weil er durch sehr genaues Arbeiten Zeit verloren hatte. Angefangene Arbeiten ließ er nicht gerne bis am nächsten Arbeitstag zurück. Als sein Arbeitgeber Konkurs anmelden musste, verlor er die Stelle und fand trotz Unterstützung während zwei Jahren keine neue Arbeitsstelle. Zunehmend zog er sich zurück, beendete die Beziehung zu einer Frau und zeigte sich im Freundeskreis nicht mehr. Seine Hausärztin diagnostizierte eine Depression und wies ihn in die Klinik ein **(siehe Tabelle 2-4)**.

Die Erfassung der Handlungskompetenz wurde nach drei Wochen durchgeführt, der Patient hatte in dieser Zeit zuerst nur passiv an der Gruppe teilgenommen, in der zweiten Woche sich halbherzig mit Mandalas beschäftigt und mit viel Ermunterung der Ergotherapeutin eine Collage gemacht. Am Ende der dritten Woche setzte eine leichte Aufhellung der Depression ein und der Patient begann, sich zu orientieren, welche handwerkliche Arbeit er selber durchführen könnte. Mit Hilfe konnte er sich für eine sehr einfache Specksteinarbeit entscheiden.

Bei der Erfassung der individuellen Handlungskompetenz werden die Zielwerte relativ hoch (zwischen vier und fünf) gesetzt, da der Patient wieder eine Stelle im ersten Arbeitsmarkt finden will. Aufgrund der Erfassung zeigt sich ein typisches Bild für die individuelle Handlungskompetenz bei einem depressiv erkrankten Menschen. Die Steuerung der Handlung gelingt ihm recht gut, in der Ausführung hat er Ressourcen. Die Beeinträchtigungen sind mit der vorübergehenden Antriebsarmut zu erklären. Deshalb richtet die Ergotherapeutin ihr Augenmerk auf die folgenden Schwerpunkte.

- *Selbstüberwachung*: der Patient soll sich selbst besser wahrnehmen und seine Fähigkeiten positiver einschätzen können.
- *Bewertung und Konsumierung*: es wird eine bessere Selbstwirksamkeitsüberzeugung angestrebt.
- *Situationsorientierung*: hier ist zu bemerken, dass der Patient insbesondere Schwierigkeiten bei der Kontaktaufnahme mit Mitpatientinnen hat. Deshalb wird ein Gruppensetting empfohlen, in dem die soziale Handlungskompetenz unterstützt und verbessert werden kann. Ev. wird eine spezielle Erfassung der sozialen Handlungskompetenz im Hinblick auf die Stellensuche nach dem Klinikaufenthalt durchgeführt werden, die es dann ermöglicht, in diesem Bereich gezielt therapeutisch vorzugehen.

Tabelle 2-4: Fallstudie 1 und Bogen zur Erfassung individueller Handlungskompetenz (EIHK)

Bogen zur Erfassung individueller Handlungskompetenz (EIHK)

Personalien Herr A., Plattenleger

Diagnose, Rehabilitationsziel Depression. Anpassungsstörung mit längerer depressiver Reaktion

Datum 2017 Ergotherapeutin

Skala zur Einschätzung:

0 Der Patient kann diesen Informationsverarbeitungsprozess auch mit Unterstützung nicht durchführen.

1 Der Patient kann diesen Informationsverarbeitungsprozess mit Unterstützung durch die Ergotherapeutin durchführen (z.B. Angabe von Kriterien, Vorlage von Handlungs- oder Überlegungsvarianten, Anleitungen oder Leittexten).

2 Der Patient kann diesen Informationsverarbeitungsprozess bei einer Handlung mit einem Handlungsschritt im geschützten Rahmen der ET-Gruppe oder der Institution adäquat und ohne Unterstützung durchführen.

3 Der Patient kann diesen Informationsverarbeitungsprozess bei einer Handlung mit einem Handlungsschritt auch außerhalb des geschützten Rahmens adäquat und ohne Unterstützung durchführen.

4 Der Patient kann diesen Informationsverarbeitungsprozess bei einer Handlung mit mehreren Handlungsschritten im geschützten Rahmen der ET-Gruppe oder der Institution adäquat und ohne Unterstützung durchführen.

5 Der Patient kann diesen Informationsverarbeitungsprozess bei einer Handlung mit mehreren Handlungsschritten selbstständig auch in der angestrebten Situation (Familie, Freizeit, Arbeitsplatz) durchführen. (Bei Erreichung dieses Zielwerts kann es sinnvoll sein, das Erfassungsinstrument *Soziale Handlungskompetenz* zur Ergänzung der Einschätzung zu berücksichtigen).

Der Zielwert wird von der Ergotherapeutin aufgrund von Diagnose und Rehabilitationsziel festgelegt.

- z.B. Wiederaufnahme des Arbeitsplatzes im 1. Stellenmarkt= 5
- z.B. Übertritt in ein Alters- und Pflegeheim= 1

Minusdifferenzen bei (rot markiert):	1. Änderung der Richtung der Handlung
= Schwierigkeiten, Defizite	2. Lösung von Konflikten zwischen Zielen und Handlungsprogrammen
(hier werden nur die vier größten	3. Ausführungskontrolle
Differenzen angeführt)	4. Bewertung und Konsumierung
Plusdifferenzen, resp. bereits erreichte Zielwerte bei	1. Programmwahl
(grün markiert):	2. Ausführung
	3. Endbewertung und Speicherung
	4.

Zusammenfassung und Kommentar (hier werden die Ressourcen genannt als Stärken, auf denen die Ergotherapie aufbauen kann, und die Defizite als Zielsetzungen für die Therapie)

Hr. A. ist kompetent und selbstständig bei der Ausführung. Bei Entscheidungssituationen braucht er Hilfe, die eigene Motivation flacht sehr schnell ab.

Zielsetzungen

Entscheidungen ohne Unterstützung treffen können. Verbesserung der Selbstwirksamkeitsüberzeugung (Bewertung und Konsumierung)

Methodik, Didaktik, therapeutische Haltung

Individuelle Arbeit in der Gruppe, ev. weitere Abklärung der sozialen Handlungskompetenz.
Unterstützungen laufend anpassen. Häufige Feedbackgespräche

Gewählte Handlung zur Beobachtung (Kriterien zur Auswahl: Bedeutsamkeit der Handlung für den Patienten, Komplexität der Handlung altersentsprechend bzw. entsprechend der vorliegenden Beeinträchtigungen):
Skulptur aus Speckstein

Steuernder Informations-verarbeitungsprozess und Leitfrage zur Beurteilung	Unterstützung	Kommentar	Ein-schätzung	Zielwert	Differenz rot (–) grün (+)
Situationsorientierung Berücksichtigt der Patient beim Handeln Bedingungen und Gegebenheiten der Umwelt? • räumlich • zeitlich • materiell • sozial	*Klar aufzeigen, wo Selbstständigkeit erlaubt ist*	*Nimmt fast zu viel Rücksicht auf Mit-patienten*	0 1 2 3 ✗ 5	0 1 2 3 4 ✗	0 1 2 3 [4–5]
Selbstüberwachung Kann die Patientin ihre Bedürfnisse wahrnehmen, Fähigkeiten und den physischen bzw. psychischen Momentanzustand einschätzen?	*Immer wieder den Arbeitsprozess be-sprechen*	*Schwankt zwischen hoch gesetzten Vorstellungen und mangelndem Selbst-vertrauen*	0 1 2 ✗ 4 5	0 1 2 3 ✗ 5	0 1 2 3 [4–5]
Zielwahl Kann die Patientin gestützt auf Situationsorientierung und Selbstüberwachung realistische Ziele formulieren?		*Setzt sich mit sehr ehrgeizigem Ziel unter Leistungsdruck*	0 1 2 ✗ 4 5	0 1 2 3 ✗ 5	0 1 2 [3–4] 5
Programmwahl Kann der Patient für ein gestecktes Ziel einen realistischen Handlungs-plan entwerfen bzw. auswählen?		*Orientiert sich bei einem Mitpatienten, der ein ähnliches Projekt ver-folgt*	0 1 2 3 ✗ 5	0 1 2 3 ✗ 5	0 1 2 3 [4] 5
Ausführung Kann der Patient den Handlungs-plan einhalten?		*Sehr exakt, etwas lang-sam, braucht oft Pausen*	0 1 2 3 4 ✗	0 1 2 3 4 ✗	0 1 2 3 4 [5]

Steuernder Informationsverarbeitungsprozess und Leitfrage zur Beurteilung	Unterstützung	Kommentar	Einschätzung	Zielwert	Differenz rot (–) grün (+)
Ausführungskontrolle Kann die Patientin Erfolg bzw. Misserfolg einer Handlung während der Ausführung realistisch einschätzen und im Hinblick auf das Ziel kontrollieren?	Arbeitsprozess häufig besprechen	Ist mit dem Arbeitsprozess nie ganz zufrieden	0 1 2 3(X) 4 5	0 1 2 3 4 5(X)	0 1 2 3| 4| 5|
Beendigung der Handlung Kann der Patient eine Handlung zu einem adäquaten Zeitpunkt abschließen?		Braucht am Ende die Bestätigung, dass die Figur gut aussieht und gut geschliffen ist	0 1 2 3 4(X) 5	0 1 2 3 4 5(X)	0 1 2 3 4| 5|
Endbewertung und Speicherung der Handlung Kann die Patientin die beendete Handlung realistisch auswerten, kognitiv speichern, in neuem Zusammenhang einsetzen?		Macht in der Freizeit eine zweite ähnliche Figur zum Verschenken	0 1 2 3 4(X) 5	0 1 2 3 4(X) 5	0 1 2 3 4| 5
Bewertung und Konsumierung Kann der Patient Erfolge/Misserfolge einer Handlung auf sich selbst beziehen und eine angemessene emotionale Reaktion zeigen?	Objektive Beurteilungskriterien aufzeigen	Herr A. ist selten zufrieden mit sich und schreibt den Erfolg eher der Unterstützung durch den Mitpatienten und die Therapeutin zu, als sich selbst.	0 1 2(X) 3 4 5	0 1 2 3 4(X) 5	0 1 2| 3| 4| 5

Energetisierende Informationsverarbeitungsprozesse und Leitfrage zur Beurteilung	Unterstützung	Kommentar	Einschätzung	Zielwert	Differenz rot (–) grün (+)
Beginn und Beendigung der Handlung Hat die Patientin die notwendige Energie, um sich für den Beginn oder die Beendigung einer Handlung zu entschließen?		Braucht zum Starten den Ansporn von außen. Wird sich geben	⓪ ① ✗ ③ ④ ⑤	⓪ ① ② ③ ✗ ⑤	⓪ ① ② ③ ④ ⑤
Überwindung besonderer Schwierigkeiten Findet der Patient bei unvorhergesehenen Schwierigkeiten Lösungsmöglichkeiten, um die Handlung weiterzuführen?		Traut sich nicht, um Hilfe zu bitten	⓪ ① ✗ ③ ④ ⑤	⓪ ① ② ③ ✗ ⑤	⓪ ① ② ③ ④ ⑤
Änderung der Richtung der Handlung Kann die Patientin flexibel auf sich ändernde äußere Bedingungen reagieren?	Herr A. braucht spezielle Ermunterung, Unterstützung seiner Motivation	Herr A. bleibt mutlos sitzen, hat nicht die Energie, um sich eine neue Strategie zu überlegen, als ein Teil des Specksteins abbricht.	⓪ ✗ ② ③ ④ ⑤	⓪ ① ② ③ ④ ✗	⓪ ① ② ③ ④ ⑤
Lösung von Konflikten zwischen Zielen und Handlungsprogrammen Kann der Patient sich für eine von mehreren Alternativen entscheiden?	Herr A. braucht klärende Fragen und Ermunterung zur Entscheidung	Herr A. möchte eine Skulptur (Mensch) machen. Überlegt, ob er sie aus Holz schnitzen oder aus Speckstein schleifen soll. Verharrt sehr lange in dieser Frage	⓪ ✗ ② ③ ④ ⑤	⓪ ① ② ③ ✗ ⑤	⓪ ① ② ③ ④ ⑤

Fallstudie 2: EIHK

Die Patientin hat eine abgeschlossene Ausbildung im Service-Bereich. Sie lebt in einer eigenen Wohnung, allerdings in einem Mehrfamilienhaus, in dem auch ihre Eltern wohnen, durch die sie unterstützt wird. Sie wird mit der Diagnose „akute psychotische Störung" in die Klinik eingewiesen. Die Erfassung der individuellen Handlungskompetenz erfolgt bei ihrem Wechsel von der Akut- auf eine Rehastation, nachdem sich ihre Befindlichkeit sehr weitgehend verbessert hat **(siehe Tabelle 2-5)**.

Bei der Erfassung werden die Zielwerte in einem mittleren Bereich festgesetzt, da die Patientin Anspruch auf eine IV-Rente hat und in praktischen Belangen von ihren Eltern weiterhin unterstützt werden kann.

Die Erfassung der individuellen Handlungskompetenz zeigt Ressourcen in den Bereichen der Programmwahl, der Ausführung und der Überwindung besonderer Schwierigkeiten. Hilfestellungen braucht die Patientin bei der Situationsorientierung, Selbstüberwachung und dementsprechend adäquater Zielwahl. Beinahe bei allen Informationsverarbeitungsprozessen braucht die Patientin noch Hilfestellungen, so dass davon ausgegangen werden kann, dass sich ihre autonome Handlungskompetenz nur auf einen geschützten Rahmen bezieht, in dem sie Unterstützung bekommen kann.

Bei der Beobachtung der Situationsorientierung wird deutlich, dass die Patientin große Mühe hat, mit anderen in Kontakt zu treten und deren Bedürfnisse mit zu berücksichtigen.

Der Ergotherapeut plant in Absprache mit der Patientin die Teilnahme an verschiedenen Gruppenaktivitäten, die dazu geeignet sind, die soziale Handlungskompetenz im Hinblick auf Freizeitaktivitäten zu fördern. Zu den angebotenen Gruppen gehört eine Freizeitgruppe, in der die Patientin gezielt lernen wird, sich in der Stadt zu bewegen und eine Freizeitaktivität zu planen. Außerdem gehört eine Kochgruppe dazu, in der der Ergotherapeut das Augenmerk auf eine selbstständige Herstellung einfacher Mahlzeiten für sich selber richten wird.

2.3.3 Interpretation

Die evaluierten Ressourcen und Beeinträchtigungen werden einer eingehenden Betrachtung unterzogen. Dabei zieht die Ergotherapeutin Faktoren wie Krankheitsbild, Anamnese, mögliche intrapsychische Konflikte, mögliche moment- oder situationsbedingte Prägungen und wenn immer möglich die Überlegungen des betroffenen Patienten selbst mit ein. Wie tief die Interpretation der erfassten Ressourcen und Beeinträchtigungen zu greifen vermag, hängt einerseits von der Erfahrung und Kompetenz der Ergotherapeutin und andererseits von der Differenziertheit der zusätzlich erhebbaren Informationen ab. Unabhängig davon können nun ergotherapeutische Maßnahmen geplant und umgesetzt werden, die sich direkt auf die einzelnen Informationsverarbeitungsprozesse beziehen. Wichtig ist, dass die Momentanwerte nicht mit normierten Zielwerten oder Idealvorstellungen der Erfasserin verglichen werden, sondern mit Zielwerten, die für den individuellen Patienten als sinnvoll und bedeutsam eingeschätzt werden können. Die Erfassung wird direkt in die Zielsetzung und Konzeptualisierung der ergotherapeutischen Behandlung aufgenommen und ggf. im Behandlungsprozess noch mehrmals wiederholt, um das therapeutische Konzept den jeweiligen Fortschritten direkt anpassen zu können. Die Erfassung kann direkt in Verlaufs- und Abschlussberichte übernommen werden.

2.4 Entwicklung des EIHK

Das Erfassungsinstrument wurde im Rahmen meiner Lizentiatsarbeit zum Abschluss des Psychologiestudiums an der Universität Bern entwickelt. Dies bedeutet, dass es in enger Zusammenarbeit und unter Betreuung von Prof. M. von Cranach und Prof. F. Tschan konzipiert wurde.

Im Folgenden wird die Forschungsstruktur nach Groeben (1986) vorgestellt und mit der Beschreibung meines eigenen konkreten Vorgehens ergänzt. Die Forschungsstruktur entspricht einer qualitativen Vorgehensweise. Ich konnte den Umgang mit dieser Forschungsstruktur bei Prof. D. Wahl im Rahmen mehrerer Seminare an der Universität Bern kennenlernen und mir die praktische Vorgehensweise aneignen.

2.4.1 Forschungsstruktur

Die angewandte Forschungsstruktur entspricht einem epistemiologischen Subjektmodell, wie es Groeben und Scheele (1977) als Grundlage für die qualitative Forschung postuliert haben. Das Untersuchungsobjekt wird dabei zum Untersuchungssubjekt, indem dem beforschten Menschen dieselben Eigenschaften zugesprochen werden wie sie die Forscher für sich selber voraussetzen: Jeder Mensch ist grundsätzlich mit den Fähigkeiten der Sprache und Kommunikation, der Reflexivität, der Rationalität

Tabelle 2-5: Fallstudie 2 und Bogen zur Erfassung individueller Handlungskompetenz (EIHK)

Bogen zur Erfassung individueller Handlungskompetenz (EIHK)

Personalien Frau B., 28. Jahre, IV-Rentnerin

Diagnose, Rehabilitationsziel Verworrenes, manisches Zustandsbild bei verminderter Intelligenz, Akute psychotische Störung. Mit Unterstützung der Eltern eigenen Haushalt führen und Freizeitaktivitäten nachgehen können.

Datum 2017 Ergotherapeutin

Skala zur Einschätzung:

0 Der Patient kann diesen Informationsverarbeitungsprozess auch mit Unterstützung nicht durchführen.

1 Der Patient kann diesen Informationsverarbeitungsprozess mit Unterstützung durch die Ergotherapeutin durchführen (z. B. Angabe von Kriterien, Vorlage von Handlungs- oder Überlegungsvarianten, Anleitungen oder Leittexten).

2 Der Patient kann diesen Informationsverarbeitungsprozess bei einer Handlung mit einem Handlungsschritt im geschützten Rahmen der ET-Gruppe oder der Institution adäquat und ohne Unterstützung durchführen.

3 Der Patient kann diesen Informationsverarbeitungsprozess bei einer Handlung mit einem Handlungsschritt auch außerhalb des geschützten Rahmens adäquat und ohne Unterstützung durchführen.

4 Der Patient kann diesen Informationsverarbeitungsprozess bei einer Handlung mit mehreren Handlungsschritten im geschützten Rahmen der ET-Gruppe oder der Institution adäquat und ohne Unterstützung durchführen.

5 Der Patient kann diesen Informationsverarbeitungsprozess bei einer Handlung mit mehreren Handlungsschritten selbstständig auch in der angestrebten Situation (Familie, Freizeit, Arbeitsplatz) durchführen. (Bei Erreichung dieses Zielwerts kann es sinnvoll sein, das Erfassungsinstrument *Soziale Handlungskompetenz* zur Ergänzung der Einschätzung zu berücksichtigen).

Der Zielwert wird von der Ergotherapeutin aufgrund von Diagnose und Rehabilitationsziel festgelegt.

- z. B. Wiederaufnahme des Arbeitsplatzes im 1. Stellenmarkt= 5
- z. B. Übertritt in ein Alters- und Pflegeheim= 1

Minusdifferenzen bei (rot markiert): = Schwierigkeiten, Defizite (hier werden nur die vier größten Differenzen angeführt)

1. Situationsorientierung
2. Selbstüberwachung
3. Zielwahl
4. Lösung von Konflikten

Plusdifferenzen, resp. bereits erreichte Zielwerte bei (grün markiert):

1. Programmwahl
2. Ausführung
3. Überwindung besonderer Schwierigkeiten
4. Konsumierung

Zusammenfassung und Kommentar (hier werden die Ressourcen genannt als Stärken, auf denen die Ergotherapie aufbauen kann, und die Defizite als Zielsetzungen für die Therapie)

Frau B. hat gute Ressourcen im alltagspraktischen Bereich. Bei Handlungen, die kognitive Fähigkeiten erfordern, braucht sie Unterstützung

Zielsetzungen

Mit Unterstützung der Eltern eigenen Haushalt führen können. Freizeitaktivitäten planen und ausführen können

Methodik, Didaktik, therapeutische Haltung

Kochgruppe 1x / Woche, weiteres ADL-Training individuell. Unterstützende Gespräche, später Heimbesuche

Gewählte Handlung zur Beobachtung (Kriterien zur Auswahl: Bedeutsamkeit der Handlung für den Patienten, Komplexität der Handlung altersentsprechend bzw. entsprechend der vorliegenden Beeinträchtigungen):

Steuernder Informationsverarbeitungsprozess und Leitfrage zur Beurteilung	Unterstützung	Kommentar	Einschätzung	Zielwert	Differenz rot (–) grün (+)
Situationsorientierung Berücksichtigt der Patient beim Handeln Bedingungen und Gegebenheiten der Umwelt? • räumlich • zeitlich • materiell • sozial	Abstimmung in der Gruppe übernehmen	Örtlich sehr gut orientiert, findet sich in der Küche sofort zurecht. Zeitlich berücksichtigt sie nicht. Sozial: passt sich wenig an, stimmt sich nicht ab, übernimmt Aufgaben der anderen.	0 1 **[X] 2** 3 4 5	0 1 2 3 **[X] 4** 5	0 1 **2–4** 5
Selbstüberwachung Kann die Patientin ihre Bedürfnisse wahrnehmen, Fähigkeiten und physischen bzw. psychischen Momentanzustand einschätzen?	Gespräch	Sagt klar, was sie kann, erkennt eigene Ungeübtheit. Beschönigt ihre aktuellen Schwierigkeiten, geht nur ungenau darauf ein.	0 **[X] 1** 2 3 4 5	0 1 2 **[X] 3** 4 5	0 **1–3** 4 5
Zielwahl Kann die Patientin gestützt auf Situationsorientierung und Selbstüberwachung realistische Ziele formulieren?	Ziel gut besprechen und schriftlich festhalten	Braucht viel Unterstützung, weitschweifig, unkonkret, ändert Ziel immer wieder. Große (auch intellektuelle) Schwierigkeit	0 **[X] 1** 2 3 4 5	0 1 2 **[X] 3** 4 5	0 **1–3** 4 5
Programmwahl Kann der Patient für ein gestecktes Ziel einen realistischen Handlungsplan entwerfen bzw. auswählen?		Utensilien und Zubereitungsart eigenwillig, kommt aber damit zum Ziel. Hat offensichtlich gespeicherte Programme zur Verfügung	0 1 2 3 **[X] 4** 5	0 1 2 3 **[X] 4** 5	0 1 2 3 **4** 5
Ausführung Kann der Patient den Handlungsplan einhalten?		Arbeitet zielorientiert, korrekte Reihenfolge, hält sich an ihren Plan. Sorgfalt mangelhaft	0 1 2 3 **[X] 4** 5	0 1 2 3 **[X] 4** 5	0 1 2 3 **4** 5

Steuernder Informationsverarbeitungsprozess und Leitfrage zur Beurteilung	Unterstützung	Kommentar	Einschätzung	Zielwert	Differenz rot (–) grün (+)
Ausführungskontrolle Kann die Patientin Erfolg bzw. Misserfolg einer Handlung während der Ausführung realistisch einschätzen und im Hinblick auf das Ziel kontrollieren?		Bewertet ihre Leistung nach ganz persönlichen, gut nachvollziehbaren Kriterien	0 1 X 3 4 5	0 1 2 X 4 5	0 1 2 3 4 5
Beendigung der Handlung Kann der Patient eine Handlung zu einem adäquaten Zeitpunkt abschließen?		Adäquat	0 1 2 X 4 5	0 1 2 X 4 5	0 1 2 3 4 5
Endbewertung und Speicherung der Handlung Kann die Patientin die beendete Handlung realistisch auswerten, kognitiv speichern, in neuem Zusammenhang einsetzen?	Eltern werden unterstützen	Wirkt unkonzentriert und abgelenkt. Ev. ohne Gruppe besser. Nicht genügend Geduld oder kognitive Fähigkeit für die Speicherung	0 X 2 3 4 5	0 1 2 X 4 5	0 1 2 3 4 5
Bewertung und Konsumierung Kann der Patient Erfolge/Misserfolge einer Handlung auf sich selbst beziehen und eine angemessene emotionale Reaktion zeigen?		Lobt besonders die anderen Patienten. Bewertet ihre eigene Leistung aber auch realistisch	0 1 2 X 4 5	0 1 2 X 4 5	0 1 2 3 4 5

Energetisierende Informationsverarbeitungsprozesse und Leitfrage zur Beurteilung	Unterstützung	Kommentar	Einschätzung	Zielwert	Differenz rot (–) grün (+)
Beginn und Beendigung der Handlung Hat die Patientin die notwendige Energie, um sich für den Beginn oder die Beendigung einer Handlung zu entschließen?	Prozess verlangsamen, auf Sorgfalt aufmerksam machen	Hat sehr viel Energie, leicht hektisch, schusselig. Startet vorschnell (noch während der Vorbesprechung)	⓪ ✗ ② ③ ④ ⑤	⓪ ① ② ✗ ④ ⑤	⓪ ① ② ③ ④ ⑤
Überwindung besonderer Schwierigkeiten Findet der Patient bei unvorhergesehenen Schwierigkeiten Lösungsmöglichkeiten, um die Handlung weiterzuführen?		Findet sofort eigenwillige, kreative Lösungen, fragt nicht nach, löst auftretende Probleme selbst	⓪ ① ② ③ ✗ ⑤	⓪ ① ② ③ ✗ ⑤	⓪ ① ② ③ ④ ⑤
Änderung der Richtung der Handlung Kann die Patientin flexibel auf sich ändernde äußere Bedingungen reagieren?		s. oben	⓪ ① ② ③ ✗ ⑤	⓪ ① ② ③ ✗ ⑤	⓪ ① ② ③ ④ ⑤
Lösung von Konflikten zwischen Zielen und Handlungsprogrammen Kann der Patient sich für eine von mehreren Alternativen entscheiden?		Bleibt nicht bei einer Entscheidung, versucht, alle Varianten gleichzeitig zu verfolgen	⓪ ✗ ② ③ ④ ⑤	⓪ ① ② ✗ ④ ⑤	⓪ ① ② ③ ④ ⑤

und der Handlungskompetenz ausgestattet. Dies impliziert einen gleichberechtigten Einbezug der beforschten Menschen in den Forschungsvorgang. Es wird also von experimentellen Situationen als Forschungsgrundlage abgesehen und dafür ein Zweiphasenmodell konzipiert.

Die Grundgedankn der Handlungsforschung sind:

- Die Forschung soll an konkreten sozialen Zusammenhängen und Problemstellungen ansetzen.
- Der Forschungsprozess soll eine praxisverändernde Umsetzung der Ergebnisse ermöglichen.
- Zwischen Forschern und Probanden soll ein gleichberechtigter Diskurs entstehen.

Subjektive Theorien

Mit subjektiven Theorien meinen Groeben und Scheele (1982, S. 16) „die Kognitionen der Selbst- und Weltsicht als komplexes Aggregat mit (zumindest impliziter) Argumentationsstruktur, das die zu objektiven (wissenschaftlichen) Theorien parallelen Funktionen der Erklärung, Prognose und Technologie erfüllt." Im Rahmen menschlichen Handelns beziehen sich solche subjektiven Theorien auf dessen Gründe und Wirkungen. Soziale Repräsentationen (Thommen et al., 1988) sind Teile solcher subjektiver Theorien. „Soziale Repräsentationen grenzen eine Gruppe von anderen Gruppen ab, halten gemeinsame Interpretationen der Welt für ihre Mitglieder bereit und organisieren deren Handlungen und ihre Kommunikation, die ihrerseits Materialisierungen (Konkretisierungen) der sozialen Struktur darstellen" (v. Cranach et al., 1983/1984, S. 31). Soziale Repräsentationen enthalten im Wesentlichen Regeln, Normen, Werte und Haltungen, die in menschliche Handlungen einfließen. Zudem enthalten subjektive Theorien über die menschliche Handlung Ziel- und Motivationsvorstellungen sowie eine allgemein verständliche Vorstellung über den sequentiellen Verlauf einer Handlung.

An dieser Stelle möchte ich darauf hinweisen, dass für die wissenschaftliche Herleitung des Erfassungsinstrumentes ausgebildete Ergotherapeutinnen als Probandinnen zur Verfügung standen, die bereits ein gutes fachliches Vorwissen über die menschliche Handlung aufwiesen.

Integration hermeneutischer und empirischer Forschungsmodelle

Mit sogenannten Zweiphasenmodellen, wie sie zur wissenschaftlichen Herleitung des Erfassungsinstrumentes angewendet wurden, wird die Monismus-Dualismus-Dichotomie überwunden. Methoden des Verstehens (dualistisch) werden kombiniert mit Methoden der Naturwissenschaften (monistisch). Die Vorgehensweise gliedert sich dementsprechend in eine Phase der kommunikativen Validierung und eine Phase der explanativen Validierung. Dabei ermöglicht die kommunikative Validierung Informationen aus der Innenperspektive, also im vorliegenden Falle subjektive Theorien über menschliches Handeln zu erhalten, während die explanative Validierung (zeitlich nach- und heuristisch übergeordnet) den Gegenstand aus der Außensichtperspektive und aufgrund einer theoretischen Vorgabe betrachtet. Allfällige Selbsttäuschungen, die die kommunikative Validierung in ihrer Objektivität beeinträchtigen könnten, werden durch die explanative Validierung korrigiert. Die folgende **Abbildung 2-3** stellt dieses Zweiphasenmodell nach Groeben (1986) dar.

2.4.2 Menschliche Handlungskompetenz: Theoretische Grundlage

Die zweite Phase der Forschungsstruktur bedarf einer Theorie über den Gegenstand – hier die menschliche Handlungskompetenz – die die explanative Validierung stützt.

Für die Konzeptualisierung des Erfassungsinstrumentes wurde das handlungstheoretische Modell von v. Cranach im Hinblick auf Erfassungsitems in seinen Inhalten gewichtet und aufbereitet. Dies konnte im Rahmen meines Studiums in engster Zusammenarbeit mit Prof. M. von Cranach selbst und Prof. F. Tschan vorgenommen werden. Das Modell wird ausführlich in Blaser (2004) und Blaser und Csontos (2014) beschrieben. Als Grundlage für die explanative Validierung wurden die steuernden und energetisierenden Informationsverarbeitungsprozesse (vgl. Kapitel 2.1) festgelegt. Später wurden diese Informationsverarbeitungsprozesse als Items für das Erfassungsinstrument übernommen. In einer ersten Ausgabe des Erfassungsinstrumentes wurden die auf dem handlungstheoretischen Modell v. Cranachs basierenden Items noch durch ein weiteres Item ergänzt, das in der kommunikativen Validierung immer wieder aufgetaucht war: das Item „ganzheitliche Wahrnehmung der Handlung". Diskussionen, Revidierungen und die praktische Erfahrung im Umgang mit dem Erfassungsinstrument haben geklärt, dass das Item wieder aus dem Erfassungsinstrument entfernt werden konnte. Die ganzheitliche Wahrnehmung einer Handlung ist im Informationsverarbeitungsprozess „Bewertung und Konsumierung der Handlung" implementiert. Dadurch beruht das Erfassungsinstrument in der hier vorliegenden Ausgabe

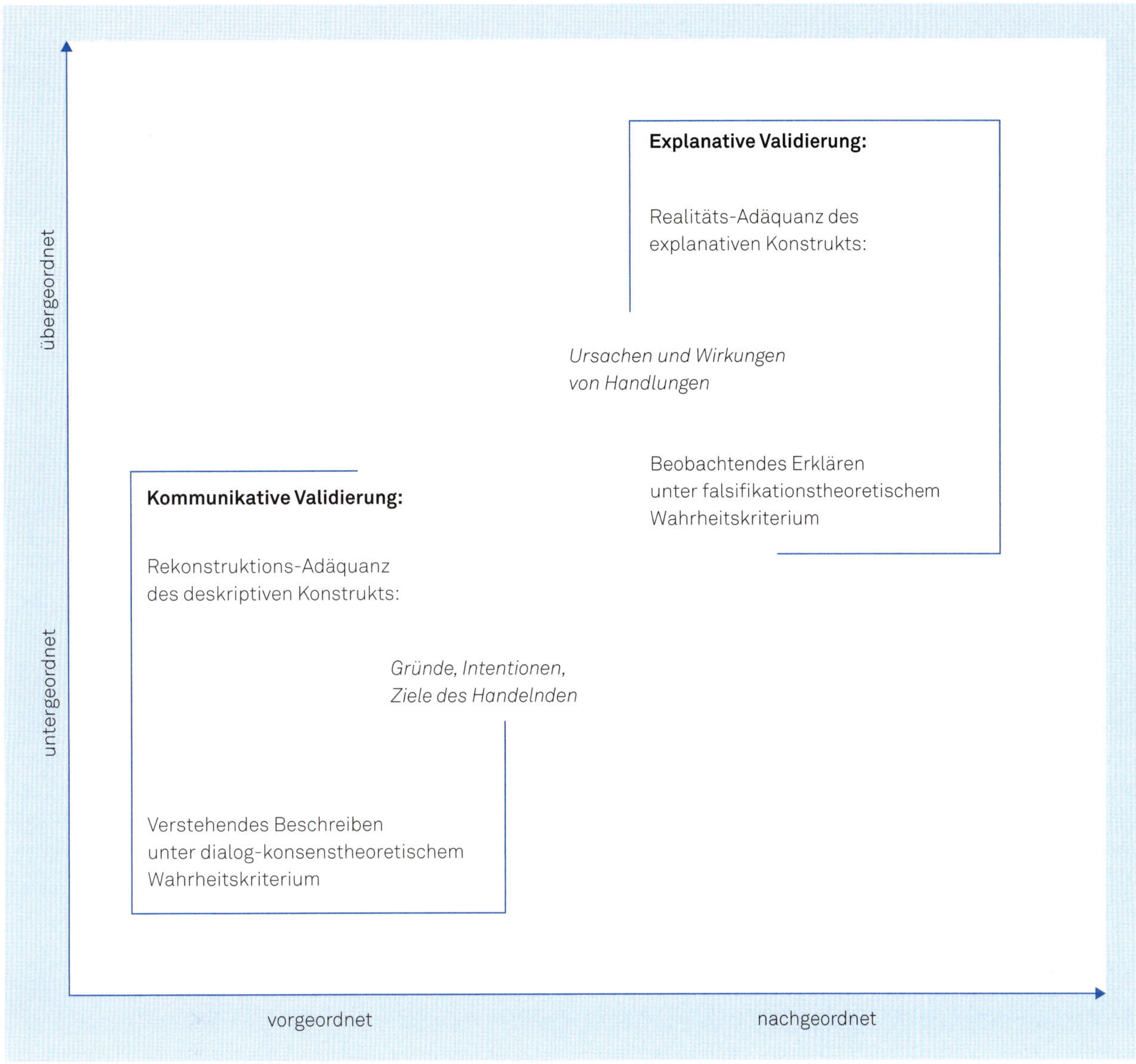

Abbildung 2-3: Zwei-Phasen-Modell der Forschungsstruktur (nach Groeben, 1986b, S. 326)

wiederum ausschließlich auf dem handlungstheoretischen Modell v. Cranachs.

2.4.3 Forschungsdesign

Die kommunikative Validierung

Für die kommunikative Validierung wurde eine Ziel-Mittel-Argumentation (Z-M-A) nach Scheele und Groeben (1988) angewendet. Es eignet sich besonders für die Erfassung subjektiver Theorien. Im vorliegenden Falle wurden die subjektiven (jedoch bereits fachspezifisch theoretisch fundierten) Theorien von Ergotherapeuten über die Förderung der Handlungskompetenz psychiatrisch erkrankter Patientinnen erfasst. Die kommunikative Validierung gliederte sich in eine Beobachtungssituation (ET-Behandlungsstunde), ein unmittelbar daran anschließendes Interview über einen festgelegten Ausschnitt der Behandlungsstunde, die Transskribierung durch die Forscherin, die Herstellung von Ziel-Mittel-Kärtchen zur Konstruktion einer Ziel-Mittel-Hierarchie, ein kommunikatives Konsensverfahren mit der Probandin und anschließende Darstellung der im Konsens erarbeiteten Ziel-Mittel-Struktur. Auf diese Weise wurde die subjektive Theorie der Probandin erfasst, wie sie die Handlungskompetenz von Patienten mit psychiatrischer Erkrankung erfasst und welche Mittel sie zur Erreichung des Ziels „autonome Handlungskompetenz" einsetzt. Eine solche kommunikative Validierung wurde in einem Probelauf und anschließend mit fünf Probandinnen durchgeführt. Das Vorgehen im Detail wird in Blaser (1991) beschrieben.

Das Interview entsprach einem halbstandisierten Interview nach Scheele und Groeben (1988) mit den folgenden Vorgaben: Perspektiven, die für die Ziel-Mittel-Struktur maßgebend sind, sollen bereits im Interview berücksichtigt werden. Es wurden also Fragen zur Handlung, zur Zielperspektive und zur Mittelperspektive gestellt. Dabei wurde unterschieden in hypothesengerichtete Fragen, hypothesenungerichtete Fragen und in Störfragen.

Die explanative Validierung

Für die explanative Validierung wurden die Ziel-Mittelargumentationen in insgesamt 97 Argumentationsdreischritte aufgeteilt und diese wiederum kategorisiert. Als erster Schritt erfolgte eine Überprüfung, ob die Dreischritte sich tatsächlich auf Handlungen bezogen. In einem Konsensverfahren wurde die erste Kategorisierung durch eine unabhängige Person beigezogen. Schlussendlich konnten alle Dreischritte als handlungsbezogen kategorisiert werden. Die Kategorisierung der Ziel-Mittel-Strukturen erfolgte anschließend aufgrund der Matrix der Informationsverarbeitungsprozesse. Die tabellarisch festgehaltenen Zuordnungen wurden inhaltlich im Hinblick auf das Mittel, die therapeutische Haltung und das Setting analysiert. Auf diese Weise konnte erfasst werden, ob alle Informationsverarbeitungsprozesse (IVP) in die Ziel-Mittel-Argumentationen Eingang fanden und ob sie sich als Kategorien zur Erfassung der Handlungskompetenz eignen.

In einem weiteren Schritt erfolgte eine inhaltsanalytische Auswertung, bei der die Mittel im Hinblick auf ihre von den Ergotherapeutinnen vermuteten positiven Auswirkungen auf die Handlungskompetenz analysiert wurden. Die effizientesten und in ihrer Durchführung einfachsten Mittel wurden später in das Erfassungsinstrument als Vorschläge für Beobachtungssituationen aufgenommen, jedoch bei der Validierung 2008 zugunsten von mehr Wahlfreiheit der Anwender wieder gestrichen. In den mehr als 15 Jahren der Erprobung hat sich gezeigt, dass die Anwender keinerlei Probleme damit hatten, jeweils selbst und für den Patienten individuell passend Beispiele zur Handlungsbeobachtung festzulegen. Der Bogen wurde dadurch leichter handhabbar.

Ergebnisse

121 Ziel-Mittel-Argumentationen fielen in die Kategorien der steuernden, 38 in diejenigen der energetisierenden IVP. Im Verhältnis zur Problematik psychiatrisch erkrankter Menschen im Hinblick auf ihre Handlungskompetenz muss die Beachtung und Behandlung der energetisierenden IVP als vernachlässigt bezeichnet werden. Bei ihnen ist die Energetisierung der Handlung besonders häufig eingeschränkt. Ebenso vernachlässigt erschien der IVP „Endbewertung und Speicherung der Handlung", was darauf schließen ließ, dass der bedeutungsvolle Alltag, bedeutungsvolle Rollen und gesellschaftliche Anforderungen an die Patientinnen zu wenig berücksichtigt wurden. Das Verständnis für die Wichtigkeit, diesen Bezug zu schaffen, ist in den vergangenen 25 Jahren sehr gewachsen, scheitert allerdings immer noch sehr oft an institutionellen Begrenzungen.

Die Ergebnisse haben unter Berücksichtigung der intensiven Diskussionen mit den Probandinnen deutlich gezeigt, dass ein Erfassungs- und in diesem Sinne Arbeitsinstrument sehr dringend benötigt wurde. Zeitgleich wurden von andern Autoren weitere Erfassungsinstrumente für die Ergotherapie generiert, jedoch keines mit der Spezialisierung für das psychiatrische Anwendungsfeld.

In der Folge wurde ein Erfassungsinstrument auf der Grundlage der Informationsverarbeitungsprozesse nach v. Cranach konzipiert und in den vergangenen 25 Jahren im ganzen deutschsprachigen Raum von Ergotherapeuten in den Fachgebieten Psychiatrie, Pädiatrie, Neurologie und Geriatrie genutzt.

2.4.4 Gütekriterien der qualitativen Forschung

Mayring (2002) beschreibt sechs allgemeine Gütekriterien qualitativer Forschung, die im Folgenden im Zusammenhang mit der Herleitung des Erfassungsinstrumentes erläutert werden. Abschließend erfolgt eine Stellungnahme zu den Gütekriterien der quantitativen Forschung im Zusammenhang mit dem Erfassungsinstrument.

Verfahrensdokumentation

Das Forschungsdesign wird detailliert dokumentiert, um den Forschungsprozess nachvollziehbar zu machen. Im Kapitel 2.4.3 wurden die wichtigsten Schritte zusammenfassend aufgezeigt. Für eine detaillierte Darstellung des gesamten Verfahrens im Hinblick auf alle ursprünglichen Fragestellungen ist hier auf Blaser (1992) verwiesen.

Argumentative Interpretationsabsicherung

Interpretationen werden argumentativ begründet. Interpretationen müssen in sich schlüssig sein, Brüche erklärt werden. Alternativdeutungen müssen ebenfalls gesucht, überprüft und dokumentiert werden.

Auch hier verweise ich zusätzlich zu Kapitel 2.4.3 auf Blaser (1992).

Regelgeleitetheit

Die Forscherin muss sich an bestimmte Verfahrensregeln halten, das Material muss systematisch bearbeitet werden. Die Qualität der Interpretationen wird vor allem durch das schrittweise sequentielle Vorgehen abgesichert. Die Analyseschritte werden vor dem Beginn des Forschungsprozesses festgelegt. Wie in Blaser (1992) detailliert dargestellt, wurde bei der wissenschaftlichen Herleitung dieses Erfassungsinstrumentes die Regelgeleitetheit berücksichtigt.

Nähe zum Gegenstand

Ein wichtiger Grundsatz qualitativer Forschung ist die Nähe der Forscherin zum Gegenstand. Diese wurde bei der wissenschaftlichen Herleitung des Erfassungsinstrumentes dadurch sichergestellt, dass die Forscherin selber eine Ausbildung als Ergotherapeutin sowie Erfahrung im Fachbereich Psychiatrie vorweisen konnte.

Kommunikative Validierung

Die Forschungsergebnisse werden den Probanden abschließend vorgelegt und mit ihnen diskutiert. Innerhalb des Forschungsprojektes wurden die Ergebnisse den Probanden vor der explanativen Validierung und am Ende in Form des Erfassungsinstrumentes zur Diskussion vorgelegt. Nach Beendigung des Forschungsprojektes wurden jährlich mehrere Seminare zur Einführung in den Gebrauch des Erfassungsinstrumentes mit anschließenden Supervisionen und aufbauenden Seminaren durchgeführt, d.h. jährlich ca. 30 Ergotherapeuten mit dem Gebrauch des Erfassungsinstrumentes vertraut gemacht. Auf diese Weise wurde eine fortlaufende kommunikative Validierung gesichert, die in die Revision 2008 mündete. Kommunikative Validierungen erfolgten speziell auch im Hinblick auf die Anwendung des Erfassungsinstrumentes bei verschiedenen psychiatrischen und kinderpsychiatrischen Krankheitsbildern. Weitere Validierungen erfolgten im Rahmen von Zertifizierungsarbeiten (vgl. **Tabelle 2-6**).

Tabelle 2-6: Studien zum Einsatz des Erfassungsinstrumentes

Studie	Autor/Autorin	Jahr	Fragestellung
Förderung der Handlungsfähigkeit bei Kindern mit Autismus Zertifizierungsarbeit am Fortbildungsseminar für ErgotherapeutInnen Basel	Binder, E	2006	Eignung des Erfassungsinstrumentes zur Erfassung der Handlungskompetenz von Kindern mit Autismus-Spektrum-Erkrankungen
Die Handlung als ergotherapeutische Grundlage zur Entwicklung des Handlungsanalyseunterrichtes an der ET-Schule Zürich Diplomarbeit Schule für Ergotherapie Zürich	Gartmann, K., Steiner, U..	1991	Kann das konzeptuelle Modell Blaser, basierend auf dem handlungstheoretischen Modell v. Cranach als Grundlage für den Handlungsanalyseunterricht für Studentinnen der Ergotherapie dienen?
Handwerklich-gestalterische Handlungen in der Ergotherapie Psychiatrie am Beispiel zweier Seidenmaltechniken Analyse der geforderten Informationsverarbeitungsprozesse. Möglichkeiten, durch Veränderungen der Aufgabenstellung und der Hilfestellungen die kognitiven Anforderungen innerhalb der einzelnen Informationsverarbeitungsprozesse zu modifizieren	Cicchini, S.	2001	Eignung des Erfassungsinstrumentes beziehungsweise des konzeptionellen Modells zur Analyse von handwerklich-gestalterischen Mitteln im Hinblick auf deren gezielten Einsatz zur Förderung der Handlungskompetenz
Handwerkliche Handlung beziehungsweise ADL-Handlung Zwei unterschiedliche Handlungen – ein Patient: Lassen sich Unterschiede in den einzelnen Informationsverarbeitungsprozessen feststellen?	Essl, A.	2007	Validierung des Erfassungsinstrumentes im Hinblick auf die Aussagekraft über Beeinträchtigungen und Ressourcen im Bereich der Handlungskompetenz psychiatrischer Patienten
ADL in der Psychiatrie Diplomarbeit Schule für Ergotherapie Zürich	Hanimann, Ch., Oswald, S., Sturzenegger, H.	1996	Analyse von Aktivitäten des Täglichen Lebens auf der Grundlage des Handlungsmodells Blaser / v. Cranach

Studie	Autor/Autorin	Jahr	Fragestellung
Das Handlungsmodell Blaser in der Praxis Konkrete Beispiele zur Erfassung, Planung und Behandlung in der psychiatrischen Ergotherapie	Hansmann, S.	2004	Variationen im Hinblick auf eine klientenzentrierte Anwendung des Erfassungsinstrumentes
Handwerklich-gestalterische Handlungen in der Ergotherapie Psychiatrie Analyse der kognitiven Anforderungen innerhalb der einzelnen Informationsverarbeitungsprozesse sowie praktische Möglichkeiten zur Modifizierung dieser Anforderungen durch Veränderung der Aufgabenstellung und/oder durch die ergotherapeutische Hilfestellung.	Hartmann, M.	2002	Eignung des Erfassungsinstrumentes beziehungsweise des konzeptionellen Modells zur Analyse von handwerklich-gestalterischen Mitteln im Hinblick auf deren gezielten Einsatz zur Förderung der Handlungskompetenz
Die Handlungsbox Vorstellung eines ergotherapeutischen Assessments für psychiatrische und neuropsychiatrische PatientInnen im gehobenen Alter Ergotherapeutischer Behandlungsansatz für gerontopsychiatrische PatientInnen	Hofmann, Ch, Jehle, S.	2015	Erweiterung des Erfassungsinstrumentes im Hinblick auf die Erfassung der Handlungskompetenz gerontopsychiatrischer PatientInnen
Palatschinkenbacken Ergotherapeutische Ersterfassung im ADL-Bereich mittels Basisbogen zur Erfassung der Handlungsfähigkeit und einer analysierten Handlung	Millisits, M.	2007	Validierung des Erfassungsinstrumentes anhand einer Handlung aus dem ADL-Bereich der Ergotherapie
Studie über die Anwendung des „Basisbogens zur Erfassung der Handlungsfähigkeit" bei sechsjährigen Kindern	Schönborn Ackermann, C.	2012	Validierung des Erfassungsinstrumentes im Hinblick auf die Erfassung der Handlungskompetenz von Kindern ab sechs Jahren
Handlungsfähigkeit bei PatientInnen im Bereich Sucht	Seidel, S.	2007	Validierung des Erfassungsinstrumentes im Hinblick auf die Erfassung der Handlungskompetenz von Patienten mit Sucht- und Abhängigkeitserkrankungen
Landart, ein Mittel der Ergotherapie Psychiatrie Analyse der Anforderungen an die Informationsverarbeitungsprozesse beim Handeln in und mit der Natur. Modifizierung des Anforderungsprofils durch gezielte ergotherapuetische Interventionen	Sonderegger, T.	2012	Eignung des Erfassungsinstrumentes beziehungsweise des konzeptionellen Modells zur Analyse von Mitteln im Bereich Natur im Hinblick auf deren gezielten Einsatz zur Förderung der Handlungskompetenz
Basisbogen zur Erfassung der Handlungsfähigkeit nach Blaser – angewandt in der Pädiatrie	Steiner, U.	2006	Validierung des Erfassungsinstrumentes im Hinblick auf die Erfassung der Handlungskompetenz bei Kindern mit AD(H)S
Ergotherapie mit depressiv Erkrankten Ausgewählte Berichte aus dem Forschungsprojekt der Ergotherapie an der Psychiatrischen Universitätsklinik Zürich	Witschi, Th.	2002	Überblick über den Einsatz des Erfassungsinstrumentes im Zusammenhang mit dem Forschungsprojekt an der Psychiatrischen Universitätsklinik Zürich

Triangulation

Die Qualität des Forschungsprozesses soll durch die Verbindung mehrerer Analysegänge, den Vergleich beziehungsweise die Anreicherung durch verschiedene Theorieansätze und Methoden verbessert und erweitert werden. Derartige weitere Analysegänge konnten aus zeitlichen und finanziellen Gründen nicht durchgeführt werden. Allerdings hat die fortlaufende kommunikative Validierung gezeigt, dass das vorliegende Erfassungsinstrument mit weiteren ergotherapeutischen Assessments kompatibel und ergänzbar ist.

2.4.5 Gütekriterien der quantitativen Forschung

Objektivität wird mit der qualitativen Forschung nicht angestrebt. Im Sinne der Aufmerksamkeitsprozesse, die durch das Forschungsprojekt bei den Probanden eingeleitet werden, wird das Bewusstsein auf die fragliche Problematik gelenkt und Veränderungsprozesse werden bereits während der Forschung in Gang gesetzt. Dies ist sowohl für die wissenschaftliche Herleitung des Erfassungsinstrumentes als auch für die praktische Anwendung festzustellen. Während der wissenschaftlichen Herleitung wurde bei den praktizierenden Ergotherapeutinnen das Bewusstsein für die Komplexität der Förderung der Handlungskompetenz in der Ergotherapie geweckt und ein Interesse an weiterer Optimierung von Mitteln, Instruktionsmethoden, Settings und therapeutischer Haltung angeregt. Sowohl Behandlungskonzepte als auch Verlaufsberichte, qualitätssichernde Vergleiche und Fachartikel zeigen ein besseres Bewusstsein sowie bessere fachliche Argumentation im Hinblick auf das zentrale Behandlungsgebiet, die Handlungskompetenz. Bei der Anwendung des Erfassungsinstrumentes in einem klientenzentrierten Sinne werden bei den Patientinnen ebenfalls solche Bewusstseinsprozesse im Hinblick auf eigenes Handeln im Alltag geweckt. Eine klientenzentrierte Erfassung und Besprechung der Ergebnisse hat bereits erste Verbesserungen der Handlungskompetenz zur Folge.

Dadurch, dass die Erfassungsitems direkt auf den durch v. Cranach wissenschaftlich hergeleiteten und breit erforschten Informationsverarbeitungsprozessen basieren, ist eine **Reliabilität** der Erfassung der Handlungskompetenz gewährleistet.

Die **Validität** des Erfassungsinstrumentes konnte in zahlreichen Forschungsarbeiten aufgezeigt werden, die sich mit dem Einsatz des Instrumentes sowohl im Hinblick auf verschiedene Krankheitsbilder als auch im Hinblick auf die Analyse verschiedener Mittel der Ergotherapie befassten. Die Auflistung auf Seite 35 und 36 (**Tab. 2-6**) gibt dazu einen Überblick.

Eine **Normierung** kann nicht vorgenommen werden, da die Ergotherapie die Handlungskompetenz eines Menschen grundsätzlich immer im Hinblick auf sein soziales Umfeld analysiert und behandelt.

2.4.6 Revisionen

Das Erfassungsinstrument individuelle Handlungskompetenz wurde zweimal revidiert:

2008 wurden die vorgeschlagenen Handlungen zur Beobachtung aus dem Bogen entfernt. Gleichzeitig wurde auch das Item „ganzheitliche Wahrnehmung der Handlung" entfernt. Beide Veränderungen sowie auch graphische Anpassungen wurden aufgrund der fortlaufenden kommunikativen Validierung vorgenommen.

Für die vorliegende Herausgabe des Erfassungsinstrumentes wurde die Skalierung neu aufgebaut und mit derjenigen für die Erfassung der sozialen Handlungskompetenz zugunsten einer leichteren, integrierenden Handhabung beider Instrumente gleich gestaltet. Während bei der ursprünglichen Fassung eine einfache, sehr gut diskriminierende Skalierung in drei Werte vorgenommen werden konnte, stehen neu fünf Skalendefinitionen zur Verfügung, die jeweils direkt mit den individuell angestrebten Zielwerten verglichen werden können. Dies erleichtert das optische Erfassen derjenigen Items, die bei der Therapieplanung vorrangig berücksichtigt werden sollen. Dabei sollen sowohl Ressourcen als auch Beeinträchtigungen direkt sichtbar werden, da beide für die ergotherapeutische Therapieplanung ausschlaggebend sind.

3 Das Erfassungsinstrument für soziale Handlungskompetenz (ESHK)

Dieses Erfassungsinstrument ergänzt das Instrument zur Erfassung individueller Handlungskompetenz. Es wird dann eingesetzt, wenn primär Schwierigkeiten bei Handlungen innerhalb von sozialen Systemen auftreten, die eine Rehabilitation beeinträchtigen.

Anders als die Erfassung der individuellen Handlungskompetenz werden mit diesem Instrument einzelne Faktoren sozialer Kompetenz erfasst. Zum Teil sind dies Eigenschaften, zum Teil Fähigkeiten, die ein Mensch im Verlauf der psychosozialen Entwicklung erwirbt. Die erfassten Faktoren werden dementsprechend mit unterschiedlichen Bezugstheorien erklärt und weisen unterschiedliche Erklärungstiefen auf.

Ursprünglich entstammten die für dieses Instrument zusammengestellten Faktoren einer großen Anzahl von Skripten und Büchern, die zur Ausbildung von Ergotherapeuten damals als relevant angesehen wurden. In den vergangenen Jahren haben aber Theoretiker insbesondere im Hinblick auf die Mentalisierungsfähigkeit, die eine wichtige Grundlage sozialer Handlungskompetenz darstellt, im Hinblick auf die Bindungsfähigkeit, die ebenfalls einen wichtigen Faktor darstellt und die Resilienz, die umgekehrt den Faktor soziale Handlungskompetenz als wichtige Grundlage für eine gute Resilienz ansieht, grundlegende Konzepte erarbeitet und erhärtet. Es war mir ein großes Anliegen, diese neuen Erkenntnisse in einem neu überarbeiteten Erfassungsinstrument zu berücksichtigen und insgesamt die Faktoren sorgfältig theoretisch zu untermauern und den neusten Erkenntnissen anzupassen. Das Instrument beruht andererseits auch auf einigen Prämissen über den sozialen Aspekt von Handlungen von v. Cranach.

Das Erfassungsinstrument in der ursprünglichen Form stellte immer sehr hohe Anforderungen an die Anwenderin. Die vorliegende neue Version erleichtert die Anwendung und präzisiert sie durch die neue Skalierung.

3.1 Theoretische Grundlagen

Das Erfassungsinstrument Soziale Handlungskompetenz beruht auf mehreren theoretischen Grundlagen. Einerseits bildet die Grundlage wiederum das handlungstheoretische Modell nach v. Cranach. Das Instrument ist somit ganz direkt kompatibel und integrierbar mit dem Instrument zur Erfassung der individuellen Handlungskompetenz und bildet einen Bestandteil eines umfassenden konzeptionellen Modells für die Ergotherapie. Andererseits basieren die Items beziehungsweise die Faktoren sozialer Handlungskompetenz auf verschiedenen theoretischen Grundlagen.

Das handlungstheoretische Modell nach v. Cranach beruht auf verhaltenstheoretischen (naive Verhaltenstheorie nach Heider, 1958; Laucken, 1973), sozialpsychologischen (Theorie der sozialen Kontrolle im symbolischen Interaktionismus nach Goffmann, 1961, 1963, 1969; Mead, 1964; Harré & Secord, 1972) und insbesondere auf systemtheoretischen handlungsanalytischen Modellen (Miller et al., 1973; Hacker, 1986). Dass das Modell diese drei Quellen vereinigt, verleiht ihm eine große Spannbreite der Erfassungs- und Betrachtungsmöglichkeiten. Eine umfassende Darstellung des Modells findet der interessierte Leser in Blaser 2004 und Blaser und Csontos 2014.

Wie zur Erklärung des Erfassungsinstrumentes individuelle Handlungskompetenz werden auch hier die für das Erfassungsinstrument soziale Handlungskompetenz ausschlaggebenden Komponenten des handlungstheoretischen Modells nach v. Cranach vorgestellt. Bereits in der Definition der Handlung sind Hinweise auf die soziale Bedeutung von Handlungen zu finden:

Mit der Bezeichnung „Handlung“ ist eine „Einheit des Handelns, die sich durch ihre Ausrichtung auf ein bestimmtes Ziel kennzeichnen lässt“ (v. Cranach et al., 1980) gemeint. Eine Handlung ist – nach v. Cranach et al. (1980), Hacker (1986), Groeben (1986) et al. – bewusst, zielgerichtet, geplant beabsichtigt, sozial gesteuert und sozial kontrolliert.

Mit „sozial gesteuert" meint v. Cranach, dass Handlungen durch seit Beginn des Lebens gelernte Handlungsweisen, Regeln, Normen, Moral und Ethik beeinflusst werden. Mit „sozial kontrolliert" spricht v. Cranach die Tatsache an, dass Handlungen hier und jetzt von einer sozialen Umgebung, einem sozialen System beobachtet, kontrolliert und gegebenenfalls auch sanktioniert werden.

Die konkrete Handlung ist zugleich kognitiv repräsentiert (vgl. OAS, Operatives Abbildungssystem) bei Hacker et al., 1988), d.h. im Gedächtnis gespeichert. Diese Repräsentation ist dem Handelnden bewusst, oder sie kann ihm – durch Anregung von Bewusstseinsprozessen – bewusstgemacht werden, auch wenn die Handlung automatisch abgelaufen ist. Sie beinhaltet insbesondere auch Soziale Repräsentationen (Normen, Regeln, Werte) von relevanten Bezugsgruppen, die mittels der Informationsverarbeitungsprozesse die Handlung steuern und energetisieren (v. Cranach et al., 1983; Thommen et al., 1988).

Eine Handlung hat in den meisten Fällen auch eine soziale Funktion, indem sie nicht nur die Befriedigung der eigenen Bedürfnisse berücksichtigt, sondern auch die Anforderungen, die die Umwelt an uns stellt. Eine Handlung hat mithin eine nach außen und eine nach innen gerichtete Anpassungsfunktion. Nach außen gerichtet sorgt die Handlung dafür, dass Anforderungen, die die Umwelt an uns stellt, erfüllt werden. Sie sorgt außerdem dafür, dass Regeln, Normen und Werte eines sozialen Bezugssystems gepflegt und eingehalten werden. Nach innen gerichtet sorgt die Handlung dafür, dass die kognitiven, motivationalen und emotionalen Strukturen und Bedürfnisse des Handelnden berücksichtigt werden. Damit eine Handlung ihre Anpassungsfunktion wahrnehmen kann, müssen zwei Bedingungen erfüllt sein:

- Die subjektive Repräsentation der Handlung muss Wissen über materielle Voraussetzungen und Gegebenheiten, aber auch über gesellschaftliche Normen und Konventionen (Soziale und Individuelle Soziale Repräsentationen) sowie über die eigenen Möglichkeiten, Fähigkeiten und über das eigene momentane Befinden enthalten.
- Die Handelnde muss dazu fähig sein, Kompromisse zwischen der Anpassung nach außen und der Anpassung nach innen zu schließen. Sie muss einen gesunden Mittelweg finden, beiden Anforderungen gerecht zu werden. Ein Ungleichgewicht kann zur Dekompensation führen (z. B. Burnout-Syndrom, Depression, Verwahrlosung u. a. m.).

Zur Wahrnehmung der Anpassungsfunktion von Handlungen dient die soziale Handlungskompetenz.

Im Fokus der Ergotherapie steht immer die autonome Handlungskompetenz eines Menschen in einem für ihn individuell bedeutsamen Kontext. Dementsprechend steht nicht primär soziales Verhalten im Vordergrund, sondern soziale Kompetenz als Grundlage für Handlungen, die sowohl der Berücksichtigung der sozialen Umwelt als auch der Integration in diese soziale Umwelt dienen.

Soziales Verhalten ist einem Menschen ohne ein Verständnis der Hintergründe und Zusammenhänge, ohne eine gut ausgebildete Mentalisierungsfähigkeit möglich. Es kann z. B. durch Verhaltensmodifikation „antrainiert" werden. Soziales Handeln jedoch bedingt Mentalisierungsfähigkeit. In der folgenden Definition für die Ergotherapie wird dieser Zusammenhang berücksichtigt:

Definition
Soziale Handlungskompetenz beinhaltet diejenigen Fähigkeiten, Eigenschaften und Wissensbestände, die in jedem Informationsverarbeitungsprozess dafür sorgen, dass die Handlung den sozialen Gegebenheiten gerecht wird. Sie beruht auf der Mentalisierungsfähigkeit eines Menschen. Sie stellt einen wichtigen Faktor psychischer Resilienz dar.

Die soziale Handlungskompetenz stellt demnach ihrerseits einen wichtigen Faktor psychischer Resilienz dar, was in der Definition ebenfalls berücksichtigt wird.

Die auf diese Weise auf dem handlungstheoretischen Modell v. Cranachs basierende definierte soziale Handlungskompetenz setzt sich aus verschiedenen Faktoren zusammen. Die Faktoren Frustrationstoleranz, Mentalisierungsfähigkeit, Selbsteinschätzung, Eigenverantwortung, Initiative, Realitätsbezogenheit, Verbindlichkeit, Kontakt- und Kommunikationsfähigkeit, Kompromiss- und Anpassungsfähigkeit, Konflikt- und Kritikfähigkeit, Durchsetzungsvermögen, Solidarität, Kooperationsfähigkeit bilden die Items zur Erfassung und werden im Testkonzept dargestellt. Es ist leicht festzustellen, dass es sich um Fähigkeiten handelt, die im Verlauf der (ein ganzes Leben dauernden) psychosozialen Entwicklung erworben werden und insbesondere auf der Mentalisierungsfähigkeit beruhen. Da Menschen mit psychiatrischer Erkrankung in den meisten Fällen unter erschwerten sozialen Bedingungen aufwachsen, ist die Mentalisierungsfähigkeit häufig wenig ausgebildet oder beeinträchtigt. Sie stellt jedoch für viele weitere Komponenten sozialer Handlungskompetenz eine ausschlaggebende Voraussetzung dar.

3.2 Testkonzept

3.2.1 Fragestellungen und Zielgruppen

Die übergeordnete Fragestellung richtet sich auf Ressourcen und Beeinträchtigungen der sozialen Handlungskompetenz von Menschen. Die einzelnen Fragen richten sich auf im Verlauf der psychosozialen Entwicklung erworbene Fähigkeiten, die eine ausbalancierte Anpassung an eigene Bedürfnisse auf der einen Seite, Entsprechung sozialer Anforderungen und Bedürfnisse auf der anderen Seite ermöglichen. Die Fragen richten sich also immer auf zwei Seiten aus, eine optimale soziale Handlungskompetenz berücksichtigt die soziale ebenso wie die individuelle Seite. So ist nicht eine hundertprozentige Anpassung an äußere Erfordernisse erstrebenswert, sondern ein idealer goldener Mittelweg zwischen Anpassung an äußere Erfordernisse und Anpassung an individuelle Bedürfnisse. Die Fragestellung berücksichtigt also die sozialen Gegebenheiten ebenso wie die individuellen Voraussetzungen.

Einen weiteren zu beachtenden Faktor bei der Beobachtung der sozialen Handlungskompetenz stellt die jeweils eigene (Lebens-) Erfahrung und Sozialisation der Untersucherin dar. Die Fragen müssen so formuliert und auswertbar sein, dass sie möglichst neutral und unabhängig von einem Vorurteil der Untersucherin beantwortet werden können.

Die Fragestellungen richten sich im Allgemeinen auf eine Rehabilitation aus, können sich aber auch auf eine ideale Platzierung in geschützten Rahmenbedingungen beziehen.

Zielgruppen sind Menschen mit Beeinträchtigungen in der psychosozialen Entwicklung, die zu sekundären Beeinträchtigungen in den Faktoren sozialer Handlungskompetenz führen. Insofern bewegen sich die Zielgruppen insbesondere im Rahmen psychiatrischer Erkrankungen: Allgemeine Erwachsenenpsychiatrie, Forensik, Gerontopsychiatrie, Kinder- und Jugendpsychiatrie.

3.2.2 Erfasste Fähigkeiten

Mit dem vorliegenden Instrument werden diejenigen Fähigkeiten erfasst, die das Handeln im sozialen Kontext, die Anpassungsfunktion von Handlungen nach innen und außen, die Integration in soziale Systeme ermöglichen. Im Folgenden werden diese Fähigkeiten informativ dargestellt. Für eine tiefergreifende Auseinandersetzung empfehle ich die Lektüre des Fachbuchs *Soziale Handlungskompetenz in der Ergotherapie*, Blaser (2018). In diesem Fachbuch werden die einzelnen Fähigkeiten theoretisch untermauert und Möglichkeiten der gezielten ergotherapeutischen Behandlung aufgezeigt.

Frustrationstoleranz
Die Frustrationstoleranz beinhaltet die folgenden Aspekte:

- Mit Frustrationen, Enttäuschungen, Misserfolgen adäquat umgehen
- Eine passende zwischenmenschliche Haltung finden
- Auch bei Schwierigkeiten in Kontakt mit der Gruppe oder mit dem Gegenüber bleiben.

Frustrationstoleranz beinhaltet die Affektregulation, welche ihrerseits einen Teil der Mentalisierungsfähigkeit darstellt. Die Frustrationstoleranz beinhaltet über den Mentalisierungsprozess hinausgehend die willentliche und aktive Kontrolle des eigenen Handelns. Dadurch, dass der Affekt in einem Mentalisierungsprozess reguliert wird, sprechen wir nicht mehr von einem Verhalten oder einer Eigenschaft, sondern vom Handeln eines Menschen. Die Frustrationstoleranz wird in vielen Modellen über soziale Kompetenzen genannt. Sie stellt jedoch nur eine von vielen speziellen Umgangsformen mit Affekten dar, die in sozialen Beziehungen besonders wichtig und basal sind. Andere wären beispielsweise „Trauer und Schmerz teilen können", „Ärger ausdrücken können".

Mentalisierungsfähigkeit
Die Mentalisierungsfähigkeit beinhaltet die folgenden Aspekte:

- Affekte regulieren
- Mental Standpunkte oder Erlebensweisen anderer nachvollziehen
- Denken als Probehandeln im sozialen Bereich anwenden.

Mentalisierungsfähigkeit beinhaltet die Fähigkeit, Affekte zu kontrollieren und sie in einem kognitiven Prozess mit möglichen Affekten und Motiven des

Gegenübers in Verbindung zu bringen. Mentalisierungsfähigkeit stellt einen Faktor sozialer Handlungskompetenz dar, der grundlegend alle weiteren Faktoren ermöglicht und unterstützt. Die Fähigkeit zu mentalisieren versetzt uns u. a. in die Lage, uns in eine andere Person hineinzuversetzen. Sie ermöglicht uns, soziale Situationen zu verstehen oder uns vorausschauend vorzustellen. Die Mentalisierungsfähigkeit macht es möglich, das Denken als „Probehandeln" auch im sozialen Bereich anzuwenden. Im psychiatrischen Zusammenhang ist die Feststellung wichtig, dass Mentalisierung einen wesentlichen Schritt über die Empathie hinausgeht. Empathie (Einfühlungsvermögen) allein versetzt uns noch nicht in die Lage, eine angemessene soziale Position und Handlungsweise zu finden. Das „Eingefühlte" muss vorerst überdacht und in ein mentales Probehandeln umgesetzt werden. Eine detaillierte theoretische Fundierung des Begriffs Mentalisierungsfähigkeit findet sich in Blaser und Csontos (2014) und Blaser (2018).

Selbsteinschätzung
Die Selbsteinschätzung beinhaltet die folgenden Aspekte:

- Eigene Gefühle und Bedürfnisse wahrnehmen
- Eigene Fähigkeiten einschätzen
- Eigene Handlungsweise und eigenes Vorgehen beobachten und einschätzen
- Den Erfolg einer Gruppenaktivität auch auf den eigenen Beitrag und die eigenen Fähigkeiten beziehen.

Die Selbsteinschätzung ist Teil eines Mentalisierungsprozesses und in diesem Sinne eine kognitive Verarbeitung, kein antrainiertes Verhalten. Eigene Gefühle, Bedürfnisse und Fähigkeiten werden im Vergleich zu denjenigen anderer festgestellt, gemessen und relativiert. Das eigene Verhalten wird in eine Relation zu demjenigen anderer gestellt und äußert sich dann in sozialem Handeln. Der eigene Beitrag zum Erfolg einer Gruppenaktivität kann nur mentalisierend erfasst werden.

Eigenverantwortung
Eigenverantwortung beinhaltet die folgenden Aspekte:

- Eigene Emotionen (Ärger, Frustration, Angst) gegenüber anderen ausdrücken
- Sich für erwünschte Handlungsweisen selbst belohnen
- Sich innerhalb einer Gruppe für einen persönlichen Beitrag motiviert fühlen
- Die Aktivität oder Kommunikation strukturieren, beginnen und beenden
- Die Mitverantwortung für den Ausgang einer Gruppenaktivität übernehmen.

Die Eigenverantwortung beruht auf der Fähigkeit, Affekte zu verarbeiten und zu regulieren. Damit ist sie Teil eines Mentalisierungsprozesses.

Initiative
Initiative beinhaltet die folgenden Aspekte:

- Eigene Wünsche und Bedürfnisse anbringen
- Anstoß zum Beginn oder Abschluss einer Aktivität oder Kommunikation geben beziehungsweise sie nicht behindern
- Sich für Änderungen einsetzen, sie aktiv initiieren.

Diese Aspekte kann der Handelnde nur dann einbringen, wenn er sie in mentalem Probehandeln vorwegnimmt.

Realitätsbezogenheit
Realitätsbezogenheit beinhaltet die folgenden Aspekte:

- Die Art der sozialen Situation und entsprechende Anforderungen berücksichtigen
- Plan- und vorsatzgemäß handeln
- Die eigene soziale Handlungsweise adäquat einschätzen beziehungsweise fortlaufend überprüfen.

Die Realitätsbezogenheit scheint prima vista ein rein mentaler Vorgang und damit Teil eines Mentalisierungsprozesses zu sein. Demgegenüber ist zu bedenken, dass Realitätsbezogenheit nur schwer losgelöst von effektivem Handeln denkbar ist, weil u. U. erst die Handlung als letzte Instanz den Bezug zur Realität herstellt. Ev. könnte man also zwei Phasen unterscheiden: die mentale Überlegung beziehungsweise Argumentation in Anbetracht realer Gegebenheiten und die konkrete Berücksichtigung der Realität mittels der Handlung.

Verbindlichkeit
Die Verbindlichkeit beinhaltet die folgenden Aspekte:

- Vertrauensvoll und selbstsicher auf andere zugehen
- Bei Schwierigkeiten oder Meinungsverschiedenheiten versöhnlich sein
- Sowohl Hilfe anbieten als auch Hilfe annehmen
- Mit anderen zusammen Perspektiven, Visionen, Projekte entwickeln
- Die Verbindung zu den anderen auch bei auftauchenden Schwierigkeiten aufrechterhalten.

Verbindlichkeit entwickelt sich in engem Zusammenhang mit der Mentalisierungsfähigkeit, die beiden Fähigkeiten werden im Laufe der psychosozialen Entwicklung erworben.

Kontakt- und Kommunikationsfähigkeit
Kontakt- und Kommunikationsfähigkeit beinhaltet die folgenden Aspekte:
- Eigene Vorstellungen einbringen
- Eine Handlung in Absprache mit der Gruppe, dem Gegenüber planen
- Kontakte mit der Gruppe, dem Gegenüber aufrechterhalten
- Eine Handlung in Absprache mit der Gruppe, dem Gegenüber beenden
- Die Interaktion oder Kommunikation aus eigenem Antrieb zu einem sinnvollen Zeitpunkt abschließen
- Einen Dialog aufrechterhalten.

Die Kontakt- und Kommunikationsfähigkeit basiert auf mentalen Prozessen, bedarf jedoch der Energetisierung zur praktischen Umsetzung in Handlungen. Zur Kontakt- und Kommunikationsfähigkeit empfiehlt sich die Lektüre von Watzlawick et al. (1985), Schulz von Thun (1981), Berne (2005) und Sader (1991).

Kompromiss- und Anpassungsfähigkeit
Kompromiss- und Anpassungsfähigkeit beinhaltet die folgenden Aspekte:
- Bedürfnisse anderer berücksichtigen
- Bezüglich der Planung einer Handlung innerhalb einer Gruppe Übereinkünfte treffen können
- Auf die Verfolgung eigener Bedürfnisse verzichten können.

Hier handelt es sich um mentale Prozesse zur Vorbereitung sozialen Handelns. Die Anpassungsfähigkeit bedingt laut Bowlby (in Fonagy, 2002) eine gute Bindungsfähigkeit. Kompromisse und Anpassungsleistungen sind nur dann auch emotional zufriedenstellend, wenn sie auf einer guten Mentalisierung der betreffenden Situation sowie auf starker gegenseitiger Verlässlichkeit aufbauen können. Ein „Zuviel" oder „Zuwenig" kann sich sehr stark auf die psychische Befindlichkeit auswirken, insbesondere dann, wenn es sich tendenziell immer in der gleichen Ausprägung durchsetzt.

Konflikt- und Kritikfähigkeit
Konflikt- und Kritikfähigkeit beinhaltet die folgenden Aspekte:
- Kritik annehmen, aus Kritik Nutzen ziehen
- Die in der Gruppe geübten sozialen und kommunikativen Fähigkeiten reflektieren und einschätzen
- Konflikte aushalten und austragen.

Hier handelt es sich primär um mentale Prozesse, die je nach Tendenz zum Aushalten beziehungsweise Austragen mehr oder weniger handlungswirksam werden. Kritikfähigkeit beinhaltet auch die Fähigkeit sich vorzustellen, weshalb das Gegenüber etwas kritisiert, d.h. die Fähigkeit eines mentalen Rollentausches – ein oft sehr unbequemer Vorgang, da wir dabei doch unsere sichere Position verlassen, nachgeben oder kämpfen müssen.

Durchsetzungsvermögen
Durchsetzungsvermögen beinhaltet die folgenden Aspekte:
- Sich anderen gegenüber zu eigenen Gunsten oder für ein gemeinsames Ziel durchsetzen
- Bei den eigenen gewählten Argumenten bleiben.

Durchsetzungsvermögen bedeutet aktives Sprechen und Handeln, das jedoch auf einem Mentalisierungsprozess beruht.

Solidarität
Solidarität beinhaltet die folgenden Aspekte:
- Gemeinsam ein festgesetztes Ziel erreichen
- Einen adäquaten Teil der Verantwortung für die Aktivität oder Kommunikation übernehmen
- Die Aktivität oder Kommunikation überblicken, auch wenn einzelne nur einen Teil davon ausüben.

Solidarität beruht auf einem Mentalisierungsprozess. Im mentalen Probehandeln merkt die Handelnde, dass es für die anderen wichtig ist, dass sie sich mit der Gruppenhandlung, Erfolg oder Misserfolg, wechselnden Bedürfnissen solidarisieren kann. Solidarität hängt eng mit der Fähigkeit zu vergeben und zu versprechen nach (Ahrendt in Prinz, 1998) und mit der Bindungsfähigkeit nach Bowlby (in Fonagy, 2002) zusammen. Solidarität bedingt gegenseitiges Vertrauen, gegenseitige Verlässlichkeit: Selbst wenn es darum geht, andere Menschen zu unterstützen, fällt mir das leichter, wenn ich darauf vertrauen kann, dass diese in einer Situation mit umgekehrten Vorzeichen auch mich unterstützen würden.

Kooperationsfähigkeit

Kooperationsfähigkeit beinhaltet die folgenden Aspekte:

- Sich für einzelne Handlungsschritte mit anderen absprechen
- Auf Kompromisse eingehen
- Zusammenarbeitend ein Ziel erreichen.

Kooperationsfähigkeit setzt entweder eine gute Mentalisierungsfähigkeit oder eine gut eingeübte Zusammenarbeit voraus. Kooperation bedeutet Zusammenarbeit. Die Zusammenarbeit lässt sich als Handlung im Team beschreiben (vgl. v. Cranach, 1980). Das Team muss nicht nur in der Situationsorientierung berücksichtigt werden, sondern in jedem darauffolgenden Informationsverarbeitungsprozess. Je komplexer die gemeinsam auszuführende Handlung sich darstellt, desto bewusster und untereinander kommunikativ mitgeteilter müssen die Informationsverarbeitungsprozesse vorgenommen werden. In den beiden IVP Situationsorientierung und Selbstüberwachung spielt die Mentalisierungsfähigkeit eine wichtige Rolle, zusätzlich geht es aber darum, auch explizite, meist verbalisierte Vergleiche und Absprachen zu treffen. Kooperationsfähigkeit setzt demnach eine gute Mentalisierungsfähigkeit und eine gute Kommunikationsfähigkeit voraus. Im weiteren Verlauf der Handlung im Team muss ein gemeinsames Ziel festgelegt und eine Einigung auf ein Handlungsprogramm erreicht werden. Wiederum wird auf Kommunikationsfähigkeit aufgebaut. Während der Ausführung sowie der Ausführungskontrolle kann es zu Unterschieden in der Beurteilung des Verlaufs und des Erfolgs kommen. Frustrationstoleranz und Kritikfähigkeit, aber auch Solidarität und Anpassungsfähigkeit unterstützen diese Prozesse. Bei der Endbewertung und Speicherung sind alle diese Fähigkeiten ebenfalls von großer Wichtigkeit, sofern das Team in Zukunft immer besser und effizienter, aber auch für den Einzelnen emotional befriedigender zusammenarbeiten möchte. Bei der Bewertung und Konsumierung sowie bei allen energetisierenden Informationsverarbeitungsprozessen bei Beginn und Beendigung der Handlung, auftretenden Schwierigkeiten, Richtungsänderungen der Handlung und Konflikten zwischen Zielen und Handlungsprogrammen, kann ein Team sehr tragend und stützend wirken, sofern der Einzelne Verlässlichkeit geben und annehmen kann.

Es kann aber auch zu einer sehr weitgehenden Routine in einem gut eingespielten Team kommen, bei der weder gemeinsame Reflexion noch Kommunikation unabdingbar sind.

3.3 Integration der Erfassungsinstrumente

Die als Faktoren der sozialen Handlungskompetenz beschriebenen Fähigkeiten können mit den Items der individuellen Handlungskompetenz, den Informationsverarbeitungsprozessen verglichen und in Zusammenhang gestellt werden. Die folgende **Tabelle 3-1** zeigt die wesentlichsten Verknüpfungen.

Tabelle 3-1: Verknüpfung der Faktoren sozialer Handlungskompetenz mit den Informationsverarbeitungsprozessen im Rahmen der individuellen Handlungskompetenz (HK)

Faktoren der sozialen HK	Informationsverarbeitungsprozesse der individuellen HK
Frustrationstoleranz	*Programmwahl:* Der Handelnde wählt aufgrund eines Mentalisierungsprozesses eine geeignete zwischenmenschliche Haltung. *Überwindung besonderer Schwierigkeiten:* Der Handelnde bleibt auch bei Enttäuschungen, Schwierigkeiten und Misserfolgen kraft seiner Motivation und seines Willens ein aktives und kooperatives Gruppenmitglied.
Mentalisierungsfähigkeit	*Situationsorientierung:* Die Handelnde orientiert sich über die Befindlichkeit der anderen im Hinblick auf eine gemeinsame Handlung oder eine Handlung im sozialen Kontext. *Selbstüberwachung:* Die Handelnde überprüft in der Selbstüberwachung die eigene Befindlichkeit im Hinblick auf die soziale Situation. *Bewertung und Konsumierung der Handlung:* Die Handelnde nimmt mitsamt dem eigenen Standpunkt in Gedanken auch Standpunkte der anderen ein und versucht zu verstehen, ob auch die anderen zufrieden mit dem Erfolg sein können. *Endbewertung und Speicherung der Handlung:* Die Handelnde bezieht auch die gemachten sozialen Erfahrungen in diesen IVP mit ein. *Überwindung besonderer Schwierigkeiten:* Bei besonderen Schwierigkeiten versetzt sich die Handelnde gedanklich auch in die Lage der anderen, versucht deren Schwierigkeiten und Absichten zu verstehen und zu berücksichtigen.

Faktoren der sozialen HK	Informationsverarbeitungsprozesse der individuellen HK
Selbsteinschätzung	*Selbstüberwachung:* Der Handelnde reflektiert seine persönlichen Fähigkeiten und Bedürfnisse. *Ausführungskontrolle:* Der Handelnde schätzt sein eigenes Handeln abschließend ein. *Endbewertung und Speicherung der Handlung:* Der Handelnde speichert sein persönliches Können im Zusammenhang mit der Gruppenhandlung ab.
Eigenverantwortung	*Situationsorientierung:* Die Handelnde orientiert sich in der Gruppe darüber, wie sie ihre Gefühle angemessen und unter Berücksichtigung der Gefühle der anderen ausdrücken kann. *Endbewertung und Speicherung der Handlung:* Die Handelnde speichert ihr soziales Handeln unter Berücksichtigung ihrer persönlichen Fähigkeiten und Schwächen ab. *Beginn und Beendigung der Handlung:* Die Handelnde stellt persönliche Handlungsenergie – Motivation, Willen, Emotionen – für den Beginn und die Beendigung der Gruppenhandlung zur Verfügung. *Bewertung und Konsumierung der Handlung:* Die Handelnde übernimmt ihren Anteil an Verantwortung für die Gruppenhandlung, freut sich angemessen über Erfolge, hat Einsicht in ihren Anteil an Misserfolgen.
Initiative	*Situationsorientierung:* Der Handelnde orientiert sich zeitlich, örtlich und bezüglich materieller Gegebenheiten, insbesondere aber auch bezüglich der sozialen Situation, bevor er seine eigenen Wünsche und Bedürfnisse anbringt oder zu einer Gruppenhandlung anregt. *Beginn und Beendigung der Handlung:* Der Handelnde stellt persönliche Handlungsenergie – Motivation, Willen, Emotionen – für den Beginn und die Beendigung einer Gruppenhandlung zur Verfügung. *Überwindung besonderer Schwierigkeiten:* Der Handelnde stellt persönliche Handlungsenergie – Motivation, Willen, Emotionen – für die Auflösung besonderer Schwierigkeiten zur Verfügung. *Änderung der Richtung der Handlung:* Der Handelnde stellt persönliche Handlungsenergie – Motivation, Willen, Emotionen – für Richtungsänderungen der Gruppenhandlung zur Verfügung.
Realitätsbezogenheit	*Situationsorientierung:* Die Handelnde orientiert sich zeitlich, örtlich und bezüglich materieller Gegebenheiten, insbesondere aber auch bezüglich der sozialen Situation, bevor sie ihre Vorstellungen zu einer Gruppenhandlung einbringt und umsetzt. *Ausführung:* Die Handelnde überprüft während der Gruppenhandlung laufend, ob die Handlung wie geplant zum vorweggenommenen Ziel führt. *Ausführungskontrolle:* Die Handelnde kontrolliert am Ende der Handlung, ob das vorweggenommene Ziel in gewünschter Weise erreicht wurde. Dabei berücksichtigt sie sowohl die eigenen Vorstellungen als auch diejenigen der anderen.
Verbindlichkeit	*Situationsorientierung:* Der Handelnde achtet auf die weiteren anwesenden Menschen und nimmt Kontakt mit ihnen auf. Dabei berücksichtigt er auch deren Kontaktmöglichkeiten. *Überwindung auftauchender Schwierigkeiten:* Der Handelnde bleibt der Gruppe treu und sucht mit den anderen gemeinsam nach Lösungen, hilft und nimmt Hilfe an, stellt seine Handlungsenergie – Motivation, Willen und Emotionen – zur Überwindung der Schwierigkeiten zur gemeinsamen Verfügung. *Zielwahl:* Der Handelnde identifiziert sich mit gemeinsamen Zielen, die aufgrund der Beachtung der jeweils individuellen Selbstüberwachung und Situationsorientierung der Gruppenmitglieder gewählt wurden. *Programmwahl:* Der Handelnde beteiligt sich aktiv an der Programmwahl der Gruppe.
Kontakt- und Kommunikationsfähigkeit	*Zielwahl:* Die Handelnde teilt ihre Gedanken zur Situationsorientierung und Selbstüberwachung mit, bringt sie in Einklang mit den geäußerten Gedanken der anderen und beteiligt sich aktiv an einer angemessenen Zielwahl für eine Gruppenhandlung. *Ausführung:* Während der Ausführung vergleicht die Handelnde den Prozess der Handlung mit dem gemeinsamen Handlungsziel und verständigt sich mit den anderen über deren Einschätzung des Handlungserfolgs. *Beendigung der Handlung:* Die Handelnde verständigt sich mit den anderen über den geeigneten Zeitpunkt zum Abschluss der Gruppenhandlung.
Kompromiss- und Anpassungsfähigkeit	*Situationsorientierung:* Der Handelnde schätzt die Situation ein und vergleicht seine eigenen Bedürfnisse mit denen der anderen. *Programmwahl:* Der Handelnde berücksichtigt bei der Programmwahl die Wünsche und Absichten der anderen und kann mental in Probehandeln Kompromisse bedenken.

Faktoren der sozialen HK	Informationsverarbeitungsprozesse der individuellen HK
Konflikt- und Kritikfähigkeit	*Endbewertung und Speicherung:* Die Handelnde speichert nach Beendigung der Handlung das Handlungsprogramm, den Erfolg oder Misserfolg ab und berücksichtigt dabei auch die Meinung der anderen. Deren Kritik bezieht sie in weitere Handlungen mit ein. *Überwindung besonderer Schwierigkeiten:* Die Handelnde ist in der Lage, Konflikte mit anderen konstruktiv auszutragen und ihre Kritik in ihren Beitrag zur Gruppenhandlung einzubeziehen. Sie bricht ihren Beitrag zur Gruppenhandlung nicht ab.
Durchsetzungsvermögen	*Situationsorientierung:* Der Handelnde steht zu seiner eigenen Wahrnehmung der Situation. *Ausführung:* Der Handelnde setzt sich während der Handlung für sein eigenes Anliegen oder für ein gemeinsames Ziel den anderen gegenüber durch.
Solidarität	*Situationsorientierung:* Die Handelnde bedenkt, ob und wie sie sich in einer bestimmten Situation gegenüber den anderen durchsetzen kann. *Ausführung:* Die Handelnde setzt sich für das Einhalten eines gewählten Handlungsprogramms zugunsten der Zielerreichung ein. Sie sorgt dafür, dass sie denjenigen Beitrag leisten kann, den sie gerne möchte und den sie für wichtig hält. *Bewertung und Konsumierung der Ergebnisse:* Die Handelnde trägt die Verantwortung für ein Gelingen oder Misslingen mit und freut sich gemeinsam mit den anderen über den Erfolg.
Kooperationsfähigkeit	*Situationsorientierung:* Der Handelnde orientiert sich über zeitliche, örtliche und materielle Gegebenheiten. Insbesondere orientiert er sich auch über die Bedürfnisse, Fähigkeiten und Schwierigkeiten der anderen, um einschätzen zu können, wo er seine eigenen Fähigkeiten einsetzen und damit eine Gruppenhandlung ermöglichen kann. *Überwindung besonderer Schwierigkeiten:* Der Handelnde sucht zusammen mit den anderen nach Hilfestellungen und Problemlösungen.

Fallanalyse

Tabelle 3-2: Gemeinsame Herstellung eines Mittagessens in der Gruppe

Faktor sozialer Handlungskompetenz	Fragestellung: Kann der Patient …?	Beobachtung der Handlung
Frustrationstoleranz	• Mit Frustrationen, Enttäuschungen, Misserfolgen adäquat umgehen • Eine passende zwischenmenschliche Haltung finden • Auch bei Schwierigkeiten in Kontakt mit der Gruppe bleiben	Die Herstellung von Spaghetti wird sehr individuell vorgenommen. Es zeigen sich bereits bei der Rezeptwahl (Programmwahl) viele individuelle Vorlieben und Vorstellungen. Die Patientin muss sich auf diese Vorlieben einlassen, auf Vorschläge hören und mit Freundlichkeit nach Kompromissen suchen. Sie muss damit umgehen können, dass die Gruppe nicht das von ihr favorisierte Rezept wählt.
Mentalisierungsfähigkeit	• Affekte regulieren • Mental Standpunkte oder Erlebensweisen anderer nachvollziehen • Denken als „Probe-Handeln" im sozialen Bereich anwenden	Während der Handlung kann es passieren, dass ein Mitpatient stört, nicht so schnell arbeitet wie die anderen u. a. m. Die Patientin muss ihren Ärger darüber regulieren können.
Selbsteinschätzung	• Eigene Gefühle/Bedürfnisse wahrnehmen • Eigene Fähigkeiten einschätzen • Eigene Handlungsweise einschätzen • Den Erfolg einer Gruppenhandlung auch auf eigenen Beitrag / eigene Fähigkeiten beziehen	Die Patientin muss einschätzen können, welchen Teil der Handlung sie übernehmen kann. Dabei muss sie beispielsweise beachten, dass sie zurzeit als Folge der Medikation nicht so leistungsfähig ist wie gewohnt.
Eigenverantwortung	• Ärger/Frustration/Angst gegenüber anderen ausdrücken • Die Handlung/Kommunikation strukturieren, beginnen und beenden	Die Patientin muss im Zusammenhang mit der Regulation von allfälligem Ärger sich dafür einsetzen können, dass beispielsweise der Handlungsplan von der

Faktor sozialer Handlungskompetenz	Fragestellung: Kann der Patient ...?	Beobachtung der Handlung
	• Sich für erwünschte Handlungsweise selber belohnen sich innerhalb der Gruppe für den persönlichen Beitrag motiviert fühlen • Die Mitverantwortung für ihren Ausgang übernehmen	Gruppe umgesetzt wird und dabei auch ihre persönlichen Vorschläge berücksichtigt werden.
Initiative	• Eigene Wünsche und Bedürfnisse anbringen • Anstoß zum Beginn oder Abschluss einer Handlung oder Kommunikation geben beziehungsweise sie nicht behindern • Sich für Änderungen einsetzen, sie aktiv initiieren	Die Patientin nimmt von sich aus Kontakt mit einem Mitpatienten auf, der für sie die Zwiebel geschnipselt hat. Später setzt sie sich dafür ein, dass die Spaghetti dann aus dem Wasser gezogen werden, wenn sie „al dente" sind.
Realitätsbezogenheit	• Die Art der sozialen Situation und entsprechende Anforderungen berücksichtigen • Plan- und Vorsatzgemäß handeln • Eigene soziale Handlungsweise adäquat einschätzen beziehungsweise fortlaufend überprüfen	Die Patientin bleibt bei dem ihr aufgetragenem Beitrag und achtet darauf, dass die Sauce gleichzeitig mit den Spaghetti fertig wird. Sie achtet auf die Mitpatienten, hält sich an den eigenen Arbeitsplatz, fragt um Hilfe oder bietet Hilfe an.
Verbindlichkeit	• Vertrauensvoll und selbstsicher auf andere zugehen • Bei Schwierigkeiten oder Meinungsverschiedenheiten versöhnlich sein • Sowohl Hilfe anbieten als auch Hilfe annehmen • Mit anderen zusammen Perspektiven, Visionen, Projekte entwickeln • Die Verbindung zu den anderen auch bei auftauchenden Schwierigkeiten aufrechterhalten	Die Patientin wartet geduldig auf die vom langsameren Mitpatienten geschnittenen Tomaten, lenkt ein, als die anderen die Sauce nachsalzen wollen. Sie plant mit der Gruppe, demnächst auf der Abteilung einen Spaghettiabend zu gestalten.
Kontakt- und Kommunikationsfähigkeit	• Eigene Vorstellungen einbringen • Kontakt mit der Gruppe aufrechterhalten • Eine Handlung in Absprache mit der Gruppe beenden • Die Interaktion oder Kommunikation aus eigenem Antrieb zu einem sinnvollen Zeitpunkt abschließen	Die Patientin bespricht mit den Mitpatienten das Rezept.
Kompromiss- und Anpassungsfähigkeit	• Bedürfnisse anderer berücksichtigen • Sich bezüglich der Planung einer Handlung innerhalb der Gruppe kompromissbereit zeigen • Auf eigene Bedürfnisse verzichten	Die Patientin erklärt sich einverstanden mit dem ausgehandelten Vorgehen. Sie verzichtet darauf, die von ihr viel mehr geliebte Carbonara-Variante zu kochen, da die Mitpatienten diese nicht mögen.
Konflikt- und Kritikfähigkeit	• Kritik annehmen, aus Kritik Nutzen ziehen • Die in der Gruppe geübten sozialen und kommunikativen Fähigkeiten reflektieren und einschätzen • Konflikte aushalten und austragen	Die Patientin akzeptiert, dass die Gruppe die Sauce nachsalzen möchte. Lachend macht sie eine Bemerkung über die scharfe Sauce.
Durchsetzungsvermögen	• Sich anderen gegenüber zu eigenen Gunsten oder für ein gemeinsames Ziel durchsetzen • Bei den gewählten Argumenten bleiben	Die Patientin setzt sich mit ihrer Vorstellung, dass frisch geriebener Parmigiano serviert werden soll, durch.
Solidarität	• Gemeinsam das festgesetzte Ziel anstreben • Einen adäquaten Teil der Verantwortung für die Handlung oder Kommunikation übernehmen • Die Handlung, die Kommunikation überblicken, auch wenn Einzelne nur einen Teil davon ausüben	Die Patientin hilft stillschweigend dem Mitpatienten, der die Tomaten nicht in der nützlichen Zeit fertigschneiden kann. Sie orientiert sich immer wieder, wo die anderen mit der Ausführung stehen, um sich zeitlich anzupassen.
Kooperationsfähigkeit	• Sich für einzelne Handlungsschritte mit anderen absprechen • Auf Kompromisse eingehen • Zusammenarbeitend ein Ziel erreichen	Die Patientin arbeitet mit anderen Hand in Hand. Die geschnittenen Zutaten holt sie sich und dämpft sie an, da und dort hilft sie selber noch bei der Fertigstellung der Teilhandlungen.

Zum Abschluss der Beschreibung der Faktoren sozialer Handlungskompetenz wird eine Handlung in der Gruppe, die sich in der Ergotherapie als Beobachtungsgrundlage gut eignet, analysiert.

3.4 Anwendung des Verfahrens

3.4.1 Durchführung

Festlegung des Zielwertes

Aufgrund einer allgemeinen Erfassung der Lebens- und ggf. Arbeitssituation des Patienten sowie, sofern möglich, des Gesprächs mit dem Patienten legt die Ergotherapeutin die erforderlichen Zielwerte in Bezug auf die einzelnen Komponenten sozialer Handlungskompetenz fest. Diese Vorarbeit kann auch durch ein Assessment zur Partizipation der Klientin wie z. B. Rolleninventare und Interessencheckliste im Rahmen des MOHO (Model of Human Occupation), des CMOP (Canadian Model of Occupation) u. a. m. erleichtert werden, wobei der Einsatz solcher Assessments in der Regel sehr zeitaufwendig und bei genügender Erfahrung des Erfassers nicht mehr unabdingbar ist. Die Zielwerte werden im Erfassungsinstrument leicht verständlich und klar abgegrenzt beschrieben, es sind fünf unterschiedliche Zielwerte vorgesehen. In der darauffolgenden Erfassung werden die Momentanwerte erfasst.

Wahl der zu beobachtenden Handlung

Der Ergotherapeut wählt zur Beobachtung und Erfassung der sozialen Handlungskompetenz eine geeignete Handlung aus. Diese sollte innerhalb eines Gruppensettings durchgeführt werden, das je nach möglichem Anforderungsniveau den Umgang mit der sozialen Situation und die gleichzeitige Durchführung einer individuellen Handlung oder einer Handlung in Partnerarbeit oder in Teamarbeit erfordert. Der Ergotherapeut wird jeweils sein Augenmerk und die Erfassung nur auf eine Patientin richten. Bei der Wahl der Handlung wird möglichst weitgehend auch die Bedeutsamkeit für die Patientin beachtet und der Zielwert berücksichtigt.

Die Handlung soll dem Schwierigkeitsgrad entsprechen, den ein Patient vermutlich zurzeit meistern kann. Es ist eine im Rahmen der Ergotherapie übliche Handlung oder auch bereits eine Handlung aus dem Partizipationsbereich des Patienten denkbar (Haushalt, Arbeit etc.). Vorausgehend muss die Erfasserin anhand der Kriterien für eine Handlung sicherstellen, dass sie eine Handlung beobachtet, nicht etwa ein Verhalten oder Tun. Dazu sind die Definitionen nach v. Cranach et al. (1980), Hacker (1996), Groeben (1986) u. a. m. hilfreich:

Mit der Bezeichnung Handlung ist eine „Einheit des Handelns, die sich durch ihre Ausrichtung auf ein bestimmtes Ziel kennzeichnen lässt“ (v. Cranach et al., 1980), gemeint. Eine Handlung entspricht den folgenden sechs Definitionskriterien: Bewusst, zielgerichtet, geplant, beabsichtigt, sozial gesteuert, sozial kontrolliert. Eine Handlung zur Beobachtung der Handlungskompetenz muss also unabdingbar die oben genannten Kriterien erfüllen. Für eine tiefergehende Auseinandersetzung mit diesen Kriterien verweise ich auf Blaser und Csontos 2014, Kapitel 1 u. 2.

Erfassungsdesigns

Für die Erfassung der sozialen Handlungskompetenz sind unterschiedliche Designs möglich:
Setting:

- Einzelarbeit in der Gruppe
- Partnerarbeit
- Gruppenarbeit im Team
- Direkte Beobachtung einer Patientin während einer Handlung.

Es ist auch möglich, den Erfassungsbogen erst im Nachhinein auszufüllen. Ein solches Vorgehen erfordert etwas Erfahrung seitens des Erfassers, ist jedoch dann indiziert, wenn beispielsweise Ängste oder paranoide Tendenzen mit einer direkten Beobachtung geschürt würden beziehungsweise wenn der Gruppenprozess nicht gleichzeitiges Erfassen ermöglicht. Sinnvoll ist natürlich, eine Co-Therapeutin beizuziehen.

- Aufgeteilte Beobachtung über mehrere Handlungen.

3.4.2 Auswertung

Vorgehen

Die erfassten Momentanwerte werden mit den im Voraus festgesetzten Zielwerten verglichen. Positiv zu wertende Differenzen oder bereits erreichte Zielwerte, die auf besondere Ressourcen hinweisen, werden grün markiert, negativ zu wertende, die auf Beeinträchtigungen hinweisen, rot. Auf diese Weise wird optisch deutlich, bei welchen Faktoren sozialer Handlungskompetenz Ressourcen beziehungsweise Beeinträchtigungen festzustellen sind. Bei der weiteren Interpretation werden die grünen Differenzen beziehungsweise erreichten Zielwerte als Ressourcen formuliert, die beispielsweise zur Ichstärkung oder zur Kompensation von Beeinträchtigungen geeignet sind. Die roten Differenzen werden als Beeinträchtigungen und mithin als Zielsetzungen der ergotherapeutischen Behandlung formuliert. Wichtig ist, dass die Qualität der sozialen Handlungskompetenz nicht an einer Norm oder an einer von der Erfasserin festgelegten Idealvorstellung gemessen wird, sondern an Zielvorstellungen, die konkret für den einzelnen Patienten als sinnvoll und bedeutsam eingeschätzt werden.

Die folgenden Erfassungsbeispiele dienen der Illustration der Vorgehensweise bei der Auswertung.

Zur Validierung des neu konzipierten Erfassungsinstrumentes soziale Handlungskompetenz wurden Teilnehmerinnen eines Weiterbildungsseminars in die theoretischen Grundlagen sowie in die Anwendung des Instrumentes eingeführt. Innerhalb des Seminars führte jede Teilnehmerin eine Erfassung mit dem Instrument aus, anschließend eine weitere in der Praxis, die sie als Validierungsbeispiel einreichte. Die meisten dieser Erfassungsbeispiele wurden – unter starker Veränderung der Hinweise auf die beobachtete Person – zur Illustration zur Verfügung gestellt. Zwei dieser Beispiele werden im Folgenden wiedergegeben. Der ausgefüllte Bogen wird jeweils durch eine kurze Vorstellung der Patientin und eine zusammenfassende Stellungnahme zu den therapeutischen Zielsetzungen ergänzt.

Fallstudie 1: ESHK

Die Patientin ist 31 Jahre alt, gelernte Fachfrau im Detailhandel. Sie leidet an einer posttraumatischen Belastungsstörung und ist aufgrund einer depressiven Erkrankung in die Klinik eingetreten. Das traumatisierende Ereignis belastete die Patientin so stark, dass sie ihrer Arbeit nicht mehr nachgehen konnte, sich mehr und mehr auch aus der Familie und aus ihrem Freundeskreis zurückzog. In die Ergotherapie wurde sie überwiesen, um sich besser in der Gegenwart orientieren zu lernen und Interessen zu finden, die sie in ihrer Freizeit erfüllen könnten. Die Patientin kann zurück an ihren Arbeitsplatz, sobald ihr dies wieder möglich ist **(siehe Tabelle 3-3)**.

Dem Rehabilitationsziel entsprechend, wurden die Zielwerte für eine erste Etappe zwischen drei und vier gesetzt, wobei davon ausgegangen wurde, dass die Genesung noch viel Zeit in Anspruch nehmen würde und die Patientin vorerst auf einen weiteren Klinikaufenthalt mit Teilnahme an den therapeutischen Gruppen vorbereitet werden muss.

Die bereits erreichten Zielwerte werden wie folgt priorisiert:

- Kompromiss- und Anpassungsfähigkeit, wobei die Patientin dazu neigt, sich allzu bereitwillig anderen anzupassen
- Durchsetzungsvermögen, wobei die Patientin oft von den anderen nicht gehört wird, jedoch ihre Absichten trotzdem umsetzen kann
- Kooperationsfähigkeit.

Die Minusdifferenzen zwischen zwei und drei werden in ihrer Wichtigkeit für die Patientin wie folgt priorisiert:

- Eigenverantwortung: Die Patientin bewegt sich zurückhaltend, zeigt sehr wenig von sich und ihren Emotionen, kann aber für kurze Projekte die Verantwortung übernehmen.
- Kontakt- und Kommunikationsfähigkeit: Die Patientin arbeitet für sich und tritt fast ausschließlich mit der Therapeutin in Kontakt.
- Konflikt- und Kritikfähigkeit: Die Patientin geht Konflikten aus dem Weg und zieht sich, auf Harmonie bedacht, mit ihren eigenen Anliegen zu schnell zurück.

Aus diesen Priorisierungen ergeben sich die folgenden Therapieziele:

- Als Ressource wird das Durchsetzungsvermögen so eingesetzt, dass die Patientin Handlungen auswählt, die sie für sich ausführen und sich dabei als selbstwirksam erleben kann.
- Als erstes Hauptziel wird festgelegt, dass die Patientin mehr Eigenverantwortung übernimmt, d.h. besser dafür sorgt, dass sie ihre eigenen Anliegen auch innerhalb und gegenüber der Gruppe wahrnimmt und durchsetzt, andererseits auch ihre Ideen und Vorschläge mutig einbringt. Dies hängt mit dem weiteren Hauptziel zusammen, öfter und mutiger in Kontakt mit den Gruppenmitgliedern zu treten, sich auch an diese um Hilfe zu wenden und auch ihre Hilfe anzubieten.
- Als Gruppensetting wird Einzelarbeit innerhalb einer Gruppe vorgeschlagen.
- Die Erfassung und Zielsetzung kann mit der Patientin in einem Konsensverfahren erarbeitet werden, mit den Zielsetzungen kann sie sich vorerst gut identifizieren, möchte jedoch später mehr erreichen, um tatsächlich an ihre Arbeitsstelle zurückkehren zu können. Die soziale Handlungskompetenz wird im weiteren therapeutischen Verlauf erneut erfasst werden, womit

Tabelle 3-3: Fallstudie 1 und Bogen zur Erfassung der sozialen Handlungskompetenz (ESHK)

Bogen zur Erfassung sozialer Handlungskompetenz (ESHK)

Personalien Frau C., 31 Jahre, freiwillige Arbeit mit geflüchteten Menschen

Diagnose, Rehabilitationsziel Posttraumatische Belastungsstörung. Rückkehr an den bisherigen Arbeitsplatz

Datum 2017 Ergotherapeutin

Skala zur Einschätzung:

0 Bisher ist noch keine Teilnahme an einer ET-Gruppe möglich.

1 In der ET-Gruppe adäquat mit Unterstützung durch die Ergotherapeutin möglich.

2 In der ET-Gruppe adäquat und ohne Unterstützung möglich.

3 In der ET-Gruppe adäquat und auf andere soziale Situationen in geschütztem Rahmen (z.B. Abteilung, andere Therapiegruppen, eigene Familie) übertragbar.

4 Im geschützten Rahmen adäquat und auf weitere soziale Situationen (z.B. Arbeitsplatz, Freizeitgruppen, Schule) übertragbar.

5 Keine Probleme und keine Einschränkungen, adäquater Einsatz der sozialen Handlungskompetenz in variierenden Situationen.

Der Zielwert wird von der Ergotherapeutin aufgrund von Diagnose und Rehabilitationsziel festgelegt.

- z.B. Wiederaufnahme des Arbeitsplatzes im 1. Stellenmarkt= 5
- z.B. Übertritt in ein Alters- und Pflegeheim= 1

Minusdifferenzen bei (rot markiert):	1. Eigenverantwortung
= Schwierigkeiten, Defizite	2. Kontakt- u. Kommunikationsfähigkeit
(hier werden nur die vier größten	3. Konflikt- u. Kritikfähigkeit
Differenzen angeführt)	4.
Plusdifferenzen, resp. erreichte Zielwerte bei	1. Kompromiss- u. Anpassungsfähigkeit
(grün markiert):	2. Durchsetzungsvermögen
	3. Kooperationsfähigkeit
	4.

Zusammenfassung und Kommentar (hier werden die Ressourcen genannt als Stärken, auf denen die Ergotherapie aufbauen kann, und die Defizite als Zielsetzungen für die Therapie)

Frau C. hat ein gutes Durchsetzungsvermögen, welches sie jedoch noch nicht immer positiv einsetzt. In der therapeutischen Situation soll darauf geachtet werden, dass sie sich für ihre eigenen Interessen und Projekte durchsetzt und sich dadurch selbstwirksam erleben kann. Schwierigkeiten entstehen dadurch, dass Frau C. sich nicht traut, rechtzeitig Kontakt aufzunehmen und über unterschiedliche Meinungen zu diskutieren. Stattdessen hält sie sich zu lange zurück und explodiert dann im Gefühl, nicht verstanden und nicht berücksichtigt zu werden.

Zielsetzungen

Eigenverantwortung übernehmen können. In Kontakt treten und durchsetzen können, wovon die Patientin überzeugt ist.

Methodik, Didaktik, therapeutische Haltung

Einzelarbeit innerhalb einer Gruppe, regelmäßige Feedbackgespräche

Gewähltes/empfohlenes Gruppensetting
Einzelarbeit innerhalb der Gruppe

Soziale Handlungskompetenz und Leitfrage zur Beurteilung Kann der Patient …?	Unterstützung	Kommentar	Einschätzung	Zielwert	Differenz rot (–) grün (+)+
Frustrationstoleranz Eine passende zwischenmenschliche Haltung finden Auch bei Schwierigkeiten in Kontakt mit der Gruppe bleiben Mit Frustrationen, Enttäuschungen, Misserfolgen adäquat umgehen		Ist sehr auf Hilfe angewiesen. Versucht nicht, Schwierigkeiten allein zu lösen. Hilfesuchend	0, X 1, 2, 3, 4, 5	0, 1, 2, X 3, 4, 5	0, 1–3, 4, 5
Mentalisierungsfähigkeit Affekte kontrollieren und sie in einem kognitiven Prozess in Zusammenhang mit möglichen Affekten und Motiven des Gegenübers in Verbindung bringen Sich in eine andere Person hineinversetzen Soziale Situationen verstehen Denken als „Probe-Handeln" im sozialen Bereich anwenden		Kann zwar die andere Person gut wahrnehmen, geht aber wenig auf deren Bedürfnisse ein	0, X 1, 2, 3, 4, 5	0, 1, 2, X 3, 4, 5	0, 1–3, 4, 5
Selbsteinschätzung Eigene Gefühle/Bedürfnisse wahrnehmen Eigene Fähigkeiten einschätzen Eigenes Verhalten/Vorgehen während der Kommunikation/Interaktion beobachten u. beurteilen Gelungene Gruppenaktivität auch auf eigenen Beitrag/eigene Fähigkeiten beziehen		Sehr vage. Bleibt lieber da, wo sie sich und die Technik kennt, schätzt eigene Fähigkeiten tief ein.	0, 1, X 2, 3, 4, 5	0, 1, 2, 3, X 4, 5	0, 1, 2–4, 5
Eigenverantwortung Ärger/Frustration/Angst gegenüber anderen ausdrücken Sich für erwünschte Handlungsweisen selber belohnen Sich innerhalb der Gruppe für den persönlichen Beitrag motiviert fühlen Die Aktivität/Kommunikation ohne Unterstützung zu Ende verfolgen Die Verantwortung für ihren Ausgang übernehmen		Bewegt sich eher zurückhaltend, kaum Emotionen zeigend. Kann für kurze Projekte (30') Verantwortung übernehmen	0, 1, X 2, 3, 4, 5	0, 1, 2, 3, X 4, 5	0, 1, 2–4, 5

Soziale Handlungskompetenz und Leitfrage zur Beurteilung Kann der Patient …?	Unterstützung	Kommentar	Einschätzung	Zielwert	Differenz rot (–) grün (+)+
Initiative Eigene Wünsche und Bedürfnisse anbringen Anstoß zum Beginn oder Abschluss einer Aktivität oder Kommunikation geben, bzw. sie nicht behindern Sich für Änderungen einsetzen, sie aktiv initiieren		Eigene Wünsche zur Sprache bringen ist z. T. möglich. Aktives Einsetzen nur bedingt möglich. Bewegt sich eher im Hintergrund.	0 1 2 ✗ 3 4 5	0 1 2 3 ✗ 4 5	0 1 2 │ 3 │ 4 5
Realitätsbezogenheit Die Art der sozialen Situation und entsprechende Anforderungen berücksichtigen Plan- und vorsatzgemäß handeln Eigene soziale Handlungsweise adäquat einschätzen, bzw. fortlaufend überprüfen		Kann innerhalb der Therapie vorsatzgemäß handeln	0 1 2 3 ✗ 4 5	0 1 2 3 4 ✗ 5	0 1 2 3 │ 4 │ 5
Verbindlichkeit Vertrauensvoll und selbstsicher auf andere zugehen Bei Schwierigkeiten oder Meinungsverschiedenheiten versöhnlich sein Sowohl Hilfe anbieten als auch Hilfe annehmen Mit anderen zusammen Perspektiven, Visionen, Projekte entwickeln Die Verbindung zu den anderen auch bei auftauchenden Schwierigkeiten aufrechterhalten		Verbindlichkeit ist z. T. gegeben. Sehr auf Harmonie bedacht, zieht sich jedoch eher zurück, als Hilfe anzubieten	0 1 2 ✗ 3 4 5	0 1 2 3 ✗ 4 5	0 1 2 │ 3 │ 4 5
Kontakt- und Kommunikationsfähigkeit Eigene Vorstellungen einbringen Kontakt mit der Gruppe aufrechterhalten In Absprache mit der Gruppe eine Handlung beenden Die Interaktion oder Kommunikation aus eigenem Antrieb zu einem sinnvollen Zeitpunkt abschließen Einen Dialog aufrechterhalten		Arbeitet eher für sich, tritt v. a. mit Therapeutin in Kontakt. Reagiert auf Kontaktsuche der Mitpatienten	0 1 2 ✗ 3 4 5	0 1 2 3 ✗ 4 5	0 1 2 │ 3 │ 4 5
Kompromiss- und Anpassungsfähigkeit Bedürfnisse anderer berücksichtigen Sich bezüglich der Planung einer Handlung innerhalb der Gruppe kompromissbereit zeigen Bezüglich der Planung einer Handlung innerhalb der Gruppe Übereinkünfte treffen Auf die Verfolgung eigener Bedürfnisse verzichten		Sehr anpassungsfähig, z. T. zu sehr	0 1 2 3 ✗ 4 5	0 1 2 3 ✗ 4 5	0 1 2 3 4 5

Soziale Handlungskompetenz und Leitfrage zur Beurteilung Kann der Patient …?	Unterstützung	Kommentar	Einschätzung	Zielwert	Differenz rot (–) grün (+)+
Konflikt- und Kritikfähigkeit Kritik annehmen, aus Kritik Nutzen ziehen Die in der Gruppe geübten sozialen und kommunikativen Fähigkeiten reflektieren und einschätzen Konflikte aushalten und austragen		Sehr harmoniesuchend, nimmt sich oft sehr zurück, um einem Konflikt auszuweichen	0 **1 ✗** 2 3 4 5	0 1 2 **3 ✗** 4 5	0 1–3 (Linie) 4 5
Durchsetzungsvermögen Sich bei unterschiedlichen Gruppenmitgliedern und in Gruppensituationen durchsetzen Bei den gewählten Formulierungen, Haltungen und Argumenten bleiben		Kann sich schon durchsetzen, macht es aber nicht oft	0 1 2 **3 ✗** 4 5	0 1 2 **3 ✗** 4 5	0 1 2 3 4 5
Solidarität Gemeinsam das festgesetzte Ziel anstreben Einen adäquaten Teil der Verantwortung für die Gruppenhandlung oder Kommunikation übernehmen Die Gruppenhandlung, die Kommunikation überblicken, auch wenn einzelne nur einen Teil davon ausüben		Sehr darauf bedacht, am gemeinsamen Ziel zu bleiben, Umsetzung jedoch nicht adäquat	0 **1 ✗** 2 3 4 5	0 1 2 **3 ✗** 4 5	0 1–3 (Linie) 4 5
Kooperationsfähigkeit Sich für einzelne Handlungsschritte mit anderen absprechen Auf Kompromisse eingehen Zusammenarbeitend ein Ziel erreichen		Ist möglich	0 1 2 **3 ✗** 4 5	0 1 2 **3 ✗** 4 5	0 1 2 **3 (Strich)** 4 5

vermutlich dann möglich wird, die Zielsetzungen noch direkter auf diesen Wunsch hin auszurichten.

Fallstudie 2: ESHK

Der Patient ist 28 Jahre alt, gelernter Maler. Aufgrund von frühkindlicher Deprivation, einer ADHS (Aufmerksamkeits-Defizit-Störung) und einer schweren Traumatisierung vermutlich verbunden mit einer Broken-Home-Situation hat der Patient versucht, mit Stimulantien emotional nicht verarbeitbare Zustände zu überbrücken, bis daraus ein schädlicher Missbrauch entstand. Dem Patienten ist es noch gelungen, die Lehre dank eines ihn sehr stützenden Lehrmeisters abzuschließen. Nach Abschluss der Lehre wollte der Patient eine Weltreise machen, die er frühzeitig abbrechen musste. Einzelne, nur kurz anhaltende Arbeitseinsätze waren bis zum Eintritt in die Klinik möglich, scheiterten jedoch immer wieder daran, dass der Patient das Arbeitspensum nicht einhalten konnte **(siehe Tabelle 3-4)**.

Das Rehabilitationsziel wurde mit dem Patienten zusammen wie folgt festgelegt: Entzug und Abstinenz, Wiedereingliederung in den ersten Arbeitsmarkt, wenn möglich im gelernten Beruf, Aufnahme einer langfristigen Psychotherapie. Der Patient nimmt täglich am Gruppenangebot der Ergotherapie teil (Handwerklich-gestalterische Gruppe, Kochgruppe, Kreativgruppe). Dem Rehabilitationsziel entsprechend liegen die Zielwerte in einem hohen Bereich zwischen 2 und 5, in 10 von 13 Items zwischen 4 und 5. Zwischen der Einschätzung der momentanen sozialen Handlungskompetenz und der für die berufliche Wiedereingliederung erforderlichen sozialen Handlungskompetenz liegen Differenzen im Bereich von 2–4 (2 nur bei einem Item).

Zusammenfassend ergibt sich folgendes Bild:

Eine Förderung der sozialen Handlungskompetenz ist in sehr hohem Ausmaß indiziert. Bei einer Wiedereingliederung sollte der Patient nicht nur teamfähig sein, sondern auch mit Kunden adäquat umgehen können, wobei letzteres nicht einen sehr großen Teil der gesamten Arbeitstätigkeit darstellen wird.

Da alle Komponenten der sozialen Handlungskompetenz der Förderung bedürfen, werden dem Patienten so viele gruppentherapeutische Angebote gemacht wie möglich. Der Ergotherapeut einigt sich dabei mit dem Patienten darauf, in einer ersten Phase auf die Frustrationstoleranz zu fokussieren. Er gibt ihm dazu Vorschläge und Angebote, mit denen er sich bei Frustrationen selbst wieder stabilisieren kann. Der Ergotherapeut selbst achtet darauf, mit dem Patienten die Gruppensituationen, Beziehungen zu Mitpatientinnen, ebenso wie Fortschritte, Erfolge und Misserfolge bei den eigenen Handlungen sorgfältig zu reflektieren und damit die Mentalisierungsfähigkeit als Basis für alle weiteren Komponenten der sozialen Handlungskompetenz zu fördern.

Im weiteren Behandlungsverlauf wird der Ergotherapeut erneute Einschätzungen vornehmen und ggf. den Fokus auf andere spezielle Komponenten der Handlungskompetenz richten.

3.4.3 Interpretation

Die evaluierten Ressourcen und Beeinträchtigungen werden einer eingehenden Betrachtung unterzogen. Dabei zieht die Ergotherapeutin Faktoren wie Krankheitsbild, Anamnese, mögliche intrapsychische Konflikte, mögliche moment- oder situationsbedingte Prägungen und wenn immer möglich die Überlegungen der betroffenen Patientin mit ein. Wie tief die Interpretation der erfassten Ressourcen und Beeinträchtigungen zu greifen vermag, hängt einerseits von der Erfahrung und Kompetenz der Ergotherapeutin und andererseits von der Differenziertheit der zusätzlich erhebbaren Informationen ab. Unabhängig davon können nun ergotherapeutische Maßnahmen geplant und umgesetzt werden, die sich direkt auf die einzelnen Faktoren sozialer Handlungskompetenz beziehen. Wichtig ist, dass die Momentanwerte nicht mit normierten Zielwerten oder Idealvorstellungen des Erfassers verglichen werden, sondern mit Zielwerten, die für die individuelle Patientin als sinnvoll und bedeutsam eingeschätzt werden können. Die Erfassung wird bei der Wahl eines geeigneten Gruppensettings berücksichtigt. Mit dafür geeigneten speziellen Instruktionsmethoden (z. B. Leitfragen) wird die Aufmerksamkeit der Patientin auf bestimmte Faktoren sozialer Handlungskompetenz gerichtet. Diese Faktoren werden bei regelmäßigen Besprechungen zusammen mit der Patientin wiederholt reflektiert und das weitere therapeutische Vorgehen ev. neu angepasst. Die Erfassung kann direkt in Verlaufs- und Abschlussberichte übernommen werden.

Tabelle 3-4: Fallstudie 2 und Bogen zur Erfassung der sozialen Handlungskompetenz (ESHK)

Bogen zur Erfassung sozialer Handlungskompetenz (ESHK)

Personalien Herr D., 28 Jahre alt, Maler

Diagnose, Rehabilitationsziel Alkohol-Kokainabhängigkeitssyndrom, Posttraumatische Belastungsstörung

Datum 2017 Ergotherapeutin

Skala zur Einschätzung:

0 Bisher ist noch keine Teilnahme an einer ET-Gruppe möglich.

1 In der ET-Gruppe adäquat mit Unterstützung durch die Ergotherapeutin möglich.

2 In der ET-Gruppe adäquat und ohne Unterstützung möglich.

3 In der ET-Gruppe adäquat und auf andere soziale Situationen in geschütztem Rahmen (z. B. Abteilung, andere Therapiegruppen, eigene Familie) übertragbar.

4 Im geschützten Rahmen adäquat und auf weitere soziale Situationen (z. B. Arbeitsplatz, Freizeitgruppen, Schule) übertragbar.

5 Keine Probleme und keine Einschränkungen, adäquater Einsatz der sozialen Handlungskompetenz in variierenden Situationen.

Der Zielwert wird von der Ergotherapeutin aufgrund von Diagnose und Rehabilitationsziel festgelegt.

- z. B. Wiederaufnahme des Arbeitsplatzes im 1. Stellenmarkt= 5
- z. B. Übertritt in ein Alters- und Pflegeheim= 1

Minusdifferenzen bei (rot markiert):	1. Frustrationstoleranz
= Schwierigkeiten, Defizite	2. Mentalisierungsfähigkeit
(hier werden nur die vier größten	3. Verbindlichkeit
Differenzen angeführt)	4. Kontakt- u. Kommunikationsfähigkeit
Plusdifferenzen, resp. erreichte Zielwerte bei	1. Keine spezifischen Ressourcen, jedoch ist
(grün markiert):	2. auf Solidarität und
	3. Kooperationsfähigkeit ein
	4. Aufbau möglich

Zusammenfassung und Kommentar (hier werden die Ressourcen genannt als Stärken, auf denen die Ergotherapie aufbauen kann, und die Defizite als Zielsetzungen für die Therapie)

Als Ressource kann der ausgeprägte Wille des Patienten, mit andern zusammen (insbesondere Gleichaltrigen) Projekte durchzuführen gelten. Demgegenüber ist die Frustrationstoleranz sehr gering, eine gute Mentalisierungsfähigkeit dadurch behindert. Beide Fähigkeiten sind wichtig, damit Herr D. zurück an den Arbeitsplatz kann.

Zielsetzungen

Zielsetzungen: Verbesserung der Frustrationstoleranz und der Mentalisierungsfähigkeit.

Methodik, Didaktik, therapeutische Haltung

Einzelarbeit in der Gruppe, Kochgruppe, Kreativgruppe, jeweils mit individuellen Nachbesprechungen.

Gewähltes/empfohlenes Gruppensetting

Einzelarbeit in der Gruppe, Kochgruppe, Kreativgruppe, jeweils mit individuellen Nachbesprechungen

Soziale Handlungskompetenz und Leitfrage zur Beurteilung Kann der Patient …?	Unterstützung	Kommentar	Einschätzung	Zielwert	Differenz rot (–) grün (+)+
Frustrationstoleranz Eine passende zwischenmenschliche Haltung finden Auch bei Schwierigkeiten in Kontakt mit der Gruppe bleiben Mit Frustrationen, Enttäuschungen, Misserfolgen adäquat umgehen		Der Patient verlässt bei kleinsten Frustrationen den Raum oder wird verbal aggressiv gegenüber Mitpatienten	0 · [X] 1 · 2 · 3 · 4 · 5	0 · 1 · 2 · 3 · 4 · [X] 5	0 · [1 · 2 · 3 · 4 · 5]
Mentalisierungsfähigkeit Affekte kontrollieren und sie in einem kognitiven Prozess in Zusammenhang mit möglichen Affekten und Motiven des Gegenübers in Verbindung bringen Sich in eine andere Person hineinversetzen können Soziale Situationen verstehen Denken als „Probe-Handeln" im sozialen Bereich anwenden		Kann Affekte nicht gut kontrollieren. Kann sich nicht in andere hineinversetzen. Versteht soziale Situationen ansatzweise.	0 · 1 · [X] 2 · 3 · 4 · 5	0 · 1 · 2 · 3 · 4 · [X] 5	0 · 1 · [2 · 3 · 4 · 5]
Selbsteinschätzung Eigene Gefühle/Bedürfnisse wahrnehmen Eigene Fähigkeiten einschätzen Eigenes Verhalten/Vorgehen während Kommunikation/Interaktion beobachten u. beurteilen Gelungene Gruppenaktivität auch auf eigenen Beitrag/eigene Fähigkeiten beziehen		Kann seine Gefühle wahrnehmen, aber nicht modulieren. Überschätzt sich oft, was zu Frustrationen führt	0 · [X] 1 · 2 · 3 · 4 · 5	0 · 1 · 2 · 3 · [X] 4 · 5	0 · [1 · 2 · 3 · 4] · 5
Eigenverantwortung Ärger/Frustration/Angst gegenüber anderen ausdrücken Sich für erwünschte Handlungsweisen selbst belohnen Sich innerhalb der Gruppe für den persönlichen Beitrag motiviert fühlen Die Aktivität/Kommunikation ohne Unterstützung zu Ende verfolgen Die Verantwortung für ihren Ausgang übernehmen		Nicht moduliert, ungebremst. Motiviert, zusammen mit der Gruppe etwas zu unternehmen.	0 · 1 · [X] 2 · 3 · 4 · 5	0 · 1 · 2 · 3 · 4 · [X] 5	0 · 1 · [2 · 3 · 4 · 5]

Soziale Handlungskompetenz und Leitfrage zur Beurteilung Kann der Patient …?	Unterstützung	Kommentar	Einschätzung	Zielwert	Differenz rot (–) grün (+)+
Initiative Eigene Wünsche und Bedürfnisse anbringen Anstoß zum Beginn oder Abschluss einer Aktivität oder Kommunikation geben, bzw. sie nicht behindern Sich für Änderungen einsetzen, sie aktiv initiieren		In Gruppenprojekten setzt er sich motiviert ein.	⓪ ① ② ~~③~~ ④ ⑤	⓪ ① ② ③ ④ ~~⑤~~	⓪ ① ② ③ ④ ⑤
Realitätsbezogenheit Die Art der sozialen Situation und entsprechende Anforderungen berücksichtigen Plan- und vorsatzgemäß handeln Eigene soziale Handlungsweise adäquat einschätzen, bzw. fortlaufend überprüfen		Kann die soziale Situation recht gut einschätzen, weiß aber meist nicht, wie er sie berücksichtigen könnte	⓪ ~~①~~ ② ③ ④ ⑤	⓪ ① ② ③ ~~④~~ ⑤	⓪ ① ② ③ ④ ⑤
Verbindlichkeit Vertrauensvoll und selbstsicher auf andere zugehen Bei Schwierigkeiten oder Meinungsverschiedenheiten versöhnlich sein Sowohl Hilfe anbieten als auch Hilfe annehmen Mit anderen zusammen Perspektiven, Visionen, Projekte entwickeln Die Verbindung zu den anderen auch bei auftauchenden Schwierigkeiten aufrechterhalten		Hat wenig Selbstsicherheit und vergisst oft Abmachungen, resp. nimmt sie zu wenig wichtig. Projekte und Visionen mit anderen gerne, aber für die Umsetzung zu wenig Verbindlichkeit	⓪ ~~①~~ ② ③ ④ ⑤	⓪ ① ② ③ ~~④~~ ⑤	⓪ ① ② ③ ④ ⑤
Kontakt- und Kommunikationsfähigkeit Eigene Vorstellungen einbringen Kontakt mit der Gruppe aufrechterhalten In Absprache mit der Gruppe eine Handlung beenden Die Interaktion oder Kommunikation aus eigenem Antrieb zu einem sinnvollen Zeitpunkt abschließen Einen Dialog aufrechterhalten		Hat Mühe, einen Dialog aufrecht zu erhalten	⓪ ① ~~②~~ ③ ④ ⑤	⓪ ① ② ③ ④ ~~⑤~~	⓪ ① ② ③ ④ ⑤
Kompromiss- und Anpassungsfähigkeit Bedürfnisse anderer berücksichtigen Sich bezüglich der Planung einer Handlung innerhalb der Gruppe kompromissbereit zeigen Bezüglich der Planung einer Handlung innerhalb der Gruppe Übereinkünfte treffen Auf die Verfolgung eigener Bedürfnisse verzichten		Kann die anderen nicht gut berücksichtigen, kann nicht auf die eigenen Bedürfnisse verzichten	⓪ ~~①~~ ② ③ ④ ⑤	⓪ ① ② ③ ~~④~~ ⑤	⓪ ① ② ③ ④ ⑤

Soziale Handlungskompetenz und Leitfrage zur Beurteilung Kann der Patient …?	Unterstützung	Kommentar	Ein-schätzung	Zielwert	Differenz rot (–) grün (+)+
Konflikt- und Kritikfähigkeit Kritik annehmen, aus Kritik Nutzen ziehen Die in der Gruppe geübten sozialen und kommunikativen Fähigkeiten reflektieren und einschätzen Konflikte aushalten und austragen		Bricht schnell ab bei Kritik, verlässt oft wütend den Raum	0 (X) 2 3 4 5	0 1 2 (X) 4 5	0 1 2 3 4 5
Durchsetzungsvermögen Sich bei unterschiedlichen Gruppenmitgliedern und in Gruppensituationen durchsetzen Bei den gewählten Formulierungen, Haltungen und Argumenten bleiben		Braucht dabei keine Hilfe	0 1 (X) 3 4 5	0 1 2 3 (X) 5	0 1 2 3 4 5
Solidarität Gemeinsam das festgesetzte Ziel anstreben Einen adäquaten Teil der Verantwortung für die Gruppenhandlung oder Kommunikation übernehmen Die Gruppenhandlung, die Kommunikation überblicken, auch wenn einzelne nur einen Teil davon ausüben		Möchte immer gerne mit Mitpatienten etwas unternehmen, braucht aber noch Unterstützung	0 (X) 2 3 4 5	0 1 (X) 3 4 5	0 1 2 3 4 5
Kooperationsfähigkeit Sich für einzelne Handlungsschritte mit anderen absprechen Auf Kompromisse eingehen Zusammenarbeitend ein Ziel erreichen		Muss immer wieder darauf aufmerksam gemacht werden, wenn er sich mit den andern absprechen sollte	0 (X) 2 3 4 5	0 1 (X) 3 4 5	0 1 2 3 4 5

3.5 Entwicklung des ESHK

Das Erfassungsinstrument soziale Handlungskompetenz wurde direkt aus einem Bedürfnis der praktizierenden Ergotherapeuten entwickelt. Nachdem einige Jahre das Erfassungsinstrument individuelle Handlungskompetenz eingesetzt worden war, hatte sich folgendes Bild ergeben: Insbesondere bei depressiven Erkrankungen war oft eine ausgezeichnete Steuerung der Handlung festzustellen, Schwierigkeiten zeigten sich primär bei der Energetisierung. Die Energetisierung wurde jedoch in der Regel besser, sobald die Depression aufhellte. So gesehen bestand keine gewichtige Beeinträchtigung der Handlungskompetenz. Ganz anders sah es aus, wenn die Patienten zurück in die Familie oder an den Arbeitsplatz wollten. Hier zeigten sich größere Probleme bei der Handlungskompetenz in einem sozialen Kontext. Die Gruppensettings der Ergotherapie wurden in einer Nachstudie zum Forschungsprojekt der Ergotherapie an der Psychiatrischen Universitätsklinik Zürich von depressiv erkrankten Menschen als sehr hilfreich erlebt. Sie zogen also einen Nutzen daraus, an Gruppen teilnehmen zu können und konnten in diesen Gruppen ihre soziale Handlungskompetenz verbessern.

Aufgrund dieser Erfahrungen und Studienergebnisse beschloss ich, ein spezielles Instrument zur Erfassung der Handlungskompetenz im sozialen Kontext zu generieren. Dieses erfuhr eine verhältnismäßig lange Entstehungsgeschichte, wurde angewendet, aber auch mehrmals revidiert, bis es in der heutigen Fassung aufgelegt werden konnte. D.h., das Instrument wurde ebenfalls in einer qualitativen Forschungsstruktur konzeptualisiert und validiert, wobei sich mehrere Forschungsphasen als nützlich erwiesen haben. Die Forschungsstruktur wird in Kapitel 2.4.1 beschrieben.

3.5.1 Theoretische Grundlagen

Die zweite Phase der Forschungsstruktur bedarf einer Theorie über den Gegenstand, die die explanative Validierung stützt. In einer ersten Konzeptualisierung wurden als theoretische Grundlage Skripten für die Ausbildung zur Ergotherapeutin, ergotherapeutische Fachbücher und ergotherapeutische Behandlungskonzepte beigezogen. Die daraus resultierenden Items basierten jeweils auf einer entsprechenden psychologischen Theorie, wurden jedoch für das Erfassungsinstrument nicht speziell erhärtet. Erst in der neuen Überarbeitung und Validierung 2018 erfolgte eine tiefergehende theoretische Basierung (Blaser, 2018), die sich zum Teil auf in der Zwischenzeit entwickelte psychoanalytische und psychologische Theorien abstützen konnte. Diese Basierung bezog auch Konzeptionen des handlungstheoretischen Modells im Hinblick auf den sozial gesteuerten und kontrollierten Anteil sowie die Anpassungsfunktion von Handlungen mit ein.

3.5.2 Forschungsdesign

Erste Herleitung des Erfassungsinstrumentes

Bei der ersten Herleitung (1999) wurden mögliche Inhalte beziehungsweise Items zur Erfassung der sozialen Handlungskompetenz in Skripten für die Ausbildung zum Ergotherapeuten, ergotherapeutischen Fachbüchern und ergotherapeutischen Behandlungskonzepten gesichtet. Dazu stand eine größere Gruppe von Ergotherapeutinnen des Fachbereichs Psychiatrie zur Verfügung.

Anschließend wurden in mehreren Konsensverfahren mit einer Arbeitsgruppe (ebenfalls bestehend aus mehreren Ergotherapeutinnen und der Autorin) 13 relevante und möglichst nicht redundante Items festgelegt.

Bereits damals wurde klar, dass sich diese Fähigkeiten und Eigenschaften nicht einfach aufgrund einer Normierung beurteilen ließen, sondern im individuellen sozialen Zusammenhang betrachtet werden mussten. Deshalb einigte sich die Fachgruppe auf eine Skalierung von „adäquat“ und „nicht adäquat“. Durch diese Skalierung war die Beobachterin jeweils gezwungen, eine klare Stellung zu beziehen und ihre Einschätzung inhaltlich zu begründen. Adäquat bezog sich immer auf den sozialen Kontext, der für die Patientin bedeutungsvoll war.

Die Items wurden mit den Informationsverarbeitungsprozessen des Instrumentes zur Erfassung der individuellen Handlungskompetenz verknüpft, um eine Kompatibilität der beiden Erfassungsinstrumente innerhalb eines Praxismodells für die Ergotherapie herzustellen. Dies erschwerte jedoch die Anwendung für Ergotherapeuten, die mit dem Basisbogen nicht vertraut waren und erhöhte den zeitlichen Aufwand erheblich.

Ein durch M. Blaser und Th. Witschi durchgeführter Probelauf wurde evaluiert: Fünf Patientenbeispiele wurden unabhängig voneinander sowohl mit dem Bogen zur Erfassung der individuellen Handlungskompetenz als auch mit dem Bogen zur Erfassung der sozialen Handlungskompetenz erfasst. Die kommunikative Validierung ergab folgendes Bild: Die fünf Beispiele aus dem Bereich Psychiatrie, depressive Erkrankungen, zeigten einheitlich, dass die mit dem Basisbogen erfasste Handlungskompetenz nur wenige Beeinträchtigungen aufwies. Im Allgemeinen war eine gute Handlungskompetenz nach Aufhellung der Depression und damit Verbesserung der energetisierenden Informationsverarbeitungsprozesse feststellbar. Jedoch zeigten sich deutliche Schwächen im Bereich der sozialen Handlungskompetenz. Hätte man sich nur auf den Basisbogen als Ausgangspunkt für die Empfehlung hinsichtlich einer Arbeitsrehabilitation abgestützt, wäre diese vermutlich nicht realistisch ausgefallen. Die Klientin wäre z. B. in einem Arbeitsteam, in einer Ausbildungssituation, ev. auch in der familiären Situation überfordert gewesen, obwohl sie in einem individuellen Rahmen Handlungen gut und autonom kognitiv steuern konnte. Dieses Ergebnis wurde später im Rahmen eines Forschungsprojekts an der Psychiatrischen Universitätsklinik Zürich bestätigt (Witschi, Schwegler, Boeker & Hell, 2001 und Schwegler, Hell, Witschi & Boeker, 2001).

Damit konnte das Erfassungsinstrument den Ergotherapeutinnen zur Validierung in der Praxis empfohlen werden. Mehrmals wurden Diskussionen über die Erfahrungen geführt, welche zu einer ersten Revision führten.

Erste Revision

Die Kritik der Anwender bezog sich insbesondere auf die umständliche Handhabung des Erfassungsinstrumentes. Deshalb überarbeitete Breer-Hanimann (2003) im Rahmen ihrer Zertifizierungsarbeit am Weiterbildungsseminar für ErgotherapeutInnen Basel/Liestal das Erfassungsinstrument. Sie brachte das Instrument ohne inhaltliche Veränderung in eine neue, für Anwender weit praktischer zu handhabende Form und ergänzte es durch ein vorstrukturiertes Auswertungsblatt zur zielführenden Zusammenfassung der Ergebnisse. Außerdem erweiterte sie das Erfassungsinstrument um einen Katalog methodischer Vorschläge zur ergotherapeutischen Förderung sozialer Handlungskompetenz jeweils in einem Einzel- sowie in zwei unterschiedlichen Gruppensettings. Diese Überarbeitung erleichterte die Arbeit mit dem Erfassungsinstrument wesentlich, ohne inhaltlich Veränderungen aufzuzeigen.

Zweite Revision

Mandlbauer (2010) nahm – ebenfalls im Rahmen einer Zertifizierungsarbeit am Weiterbildungsseminar für ErgotherapeutInnen Basel/Liestal – eine weitere Validierung vor. Sie untersuchte in einem ersten Schritt Therapiedokumentationen von Ergotherapeutinnen unter dem Aspekt der Verfolgung von Behandlungszielen im Bereich der sozialen Handlungskompetenz. Anschließend führte sie vier Ergotherapeutinnen in die Anwendung des Erfassungsinstrumentes ein. Sie verglich die konsequente Verfolgung von Zielen im Bereich der sozialen Handlungskompetenz mit Verlaufsdokumentationen, bei denen keine Erfassung mittels eines Instrumentes vorgenommen worden war, und stellte einen deutlichen Unterschied fest. Das Erfassungsinstrument gewährleistete einerseits eine gezielte und detaillierte Erfassung, andererseits eine konsequente weitere Verfolgung von entsprechenden Behandlungszielen. Eine Befragung der instruierten Anwenderinnen ergab, dass das Erfassungsinstrument insgesamt als einfach erlernbar und insbesondere bei Vorerfahrungen mit dem Erfassungsinstrument individuelle Handlungskompetenz ohne Schwierigkeiten einsetzbar eingeschätzt wurde. Die Items wurden als aussagekräftig und die Fragestellungen umfassend abdeckend beschrieben. Es wurden einzelne Überschneidungen von Items festgestellt, die jedoch keine verfälschten Ergebnisse zur Folge haben konnten.

Untersuchungen zur Praktikabilität des Erfassungsinstrumentes

In den darauffolgenden Jahren wurden weitere Zertifizierungsarbeiten zur Umsetzung des Erfassungsinstrumentes verfasst.

Albisser (2011) zeigte in seiner Arbeit auf, wie er in ergotherapeutischen Gruppen die autonome Handlungsweise der Gruppe – autonom meint vom Leiter unabhängig – und damit die soziale Handlungskompetenz der Gruppenteilnehmer unterstützen kann.

Schütz (2012) zeigte in einer qualitativen Studie auf, wie es mittels geeigneter und sehr gezielt eingesetzter Handlungen und Settings möglich ist, bereits in zwei bis drei Gruppensitzungen – in ihrem Beispiel Partnergruppen, die eine kleine Mahlzeit zubereiten – die soziale Handlungskompetenz bedeutsam zu fördern. Dabei liegen die Kooperation und die Solidarität an erster Stelle. Die beiden Items sind sehr stark von der Mentalisierungsfähigkeit abhängig, die in kurzer Zeit angeregt und verbessert werden kann.

Pericin (2013) modifizierte ebenfalls in einer qualitativen Studie das Erfassungsinstrument für die ergotherapeutische Arbeit mit Jugendlichen. Das modifizierte Instrument spricht Jugendliche so an, dass sie eine Selbsteinschätzung vornehmen können, die sich anschließend mit der Einschätzung durch die Therapeutin vergleichen lässt. Therapeutisch relevant ist hier die Diskussion mit den Jugendlichen, die mittels einer klaren Struktur unterstützt werden kann.

Zweite Herleitung des Erfassungsinstrumentes

Während das Erfassungsinstrument in den folgenden Jahren weiterhin angewendet wurde, wurden Konzepte über die Mentalisierung, (z. B. Fonagy, 2002) Bindungsentwicklung (Bowlby in Fonagy, 2002) und Relisienz (z. B. Rönnau-Böse, Fröhlich-Gildhoff, 2015), ergründet und beschrieben. 2015 setzte sich die Autorin mit der theoretischen Fundierung des Erfassungsinstrumentes im Rahmen verschiedener Vorträge und Seminare intensiv auseinander. Einerseits galt es, die neu entwickelten Konzepte zu berücksichtigen, andererseits waren durch den Einsatz des Instrumentes weitere Bezüge zum handlungstheoretischen Modell v. Cranachs evident geworden. Als dritter für die zweite Herleitung ausschlaggebender Faktor ist die Entwicklung der professionellen Identität der Ergotherapeuten anzusehen. Immer klarer und expliziter wurde die zentrale Prämisse entwickelt, dass die ergotherapeutische Erfassung der individuellen und sozialen Handlungskompetenz die Bedeutsamkeit von spezifischen Handlungen für jede Patientin individuell berücksichtigen soll. Die zweite Herleitung betraf dementsprechend sowohl eine neue Konzeptualisierung und theoretische Untermauerung als auch die Skalierung. Trotzdem konnte auf dem ursprünglichen Erfassungsinstrument aufgebaut werden.

Validierung der Ausgabe 2017

Das neu konzipierte Erfassungsinstrument wurde in einem Seminar für Ergotherapeutinnen des Fachbereichs Psychiatrie in Linz vorgestellt. Zwölf am Seminar teilnehmende Ergotherapeutinnen wendeten das Erfassungsinstrument auf ein Patientenbeispiel an und diskutierten anschließend ihre Erfahrungen. Aufgrund dieser Diskussion ergab sich eine Erweiterung der Skalierung. Außerdem zeichnete sich deutlich ab, dass der zeitliche Aufwand der Erfassung – ca. 50 Minuten – sich schließlich eher für Rehabilitationspatientinnen lohnt als beispielsweise im Bereich der Akut- oder Gerontopsychiatrie.

Im Sommer 2017 konnte in Liestal das Erfassungsinstrument elf Ergotherapeuten des Fachbereichs Psychiatrie vorgestellt werden. Nach einer theoretischen Einführung wandten auch diese Ergotherapeuten den Bogen innerhalb des Seminars ein erstes Mal und anschließend ein zweites Mal selbstständig an ihrer Arbeitsstelle an. Anschließend füllten sie ein strukturiertes, schriftlich vorgelegtes Interview aus und stellten ihre Erfassungsbeispiele zur weiteren Sichtung zur Verfügung. Die Ergebnisse des Interviews werden im folgenden Kapitel dargestellt. Die Sichtung der Erfassungsbeispiele ergab, dass sie im Sinne der Autorin durchgeführt worden waren und zu aussagekräftigen, therapierelevanten Aussagen und Zielsetzungen führten.

Interview im Fachbereich Psychiatrie

Ausgangssituation der Therapeuten und Patienten

Therapeuten: Von den elf befragten Therapeuten hatten acht an einem speziellen Einführungskurs teilgenommen, alle elf Therapeuten hatten bereits Erfahrung mit dem Erfassungsinstrument individuelle Handlungskompetenz.

Patienten: Sieben der beobachteten Patienten waren im stationären Bereich der Psychiatrie in Behandlung. Vier der beobachteten Patienten waren im ambulanten Bereich der Psychiatrie in Behandlung. Bezüglich der Diagnosen wird durch die Patientenbeispiele das ganze Spektrum der psychiatrischen Krankheitsbilder berücksichtigt.

Inhalte des Interviews

Ein standardisiertes Interview wurde den Ergotherapeutinnen schriftlich vorgelegt. Das Interview enthielt Fragen zu den Items:

- *Beurteilung der Items:* Inhaltliche Verständlichkeit, Auffindbarkeit von entsprechenden Beobachtungssituationen, Verständlichkeit der Erläuterungen zu den Items, Relevanz der Items
- *Beurteilung der Skalierung*: Verständlichkeit, Einstufung der Patientinnen, Umfang der Einschätzungsmöglichkeiten
- *Beurteilung der Festlegung der Zielwerte*: Schwierigkeit der Festlegung von Zielwerten, Anzahl der Zielwerte
- *Beurteilung der Zusammenfassung:* Allgemeines Handling, Formulierung von Ressourcen und Beeinträchtigungen, Anzahl an Einschätzungsmöglichkeiten
- *Verlaufsdokumentation:* Veränderungen der Schwierigkeiten im Verlauf der Therapie, Weiterverfolgung der therapeutischen Ziele, Einfluss auf die therapeutische Haltung, Einfluss auf die abschließende Einschätzung.

Ergebnisse

Die Tabellen **3.5 bis 3.8** stellen die Ergebnisse im Detail dar.

Tabelle 3-5: Beurteilung der Items

Kategorie	Die Frage lautete:	Ergebnis:
Verständlichkeit der Items	War das Item für Sie verständlich?	Alle Items wurden als problemlos oder gut verständlich eingeschätzt. In vereinzelten Fällen wurden Verständnisschwierigkeiten gemeldet, allerdings ausschließlich von denjenigen Ergotherapeutinnen, die keinen Einführungskurs besucht hatten.
Beobachtungssituation	Konnten Sie entsprechende Situationen oder Interaktionen bei Ihren Patienten auffinden?	Das Auffinden von Beobachtungssituationen wurde als problemlos bis gut eingeschätzt. Bei einzelnen Items wurde angegeben, dass dies nicht ganz einfach war. Wiederum nur ohne Vorbereitungskurs wurde bei einzelnen Items angegeben, dass das Auffinden von Beobachtungssituationen schwierig war.
Erläuterungen zu den Items	Waren die Erläuterungen hilfreich?	Die Erläuterungen wurden durchgängig als sehr hilfreich bis hilfreich eingeschätzt. Sie wurden von keiner der Ergotherapeutinnen als unnötig, unklar oder unverständlich eingeschätzt.
Gewichtung der Items	Finden Sie das Item wichtig?	Alle Items wurden als sehr wichtig bis wichtig eingeschätzt, in wenigen Ausnahmen (jeweils nur eine Meldung) als in Ordnung. In keinem Fall wurden sie als unwichtig oder unpassend eingeschätzt.

Tabelle 3-6: Beurteilung der Skalierung

Kategorie	Die Frage lautete:	Ergebnis:
Verständlichkeit	War die Skalierung für Sie verständlich?	Acht Ergotherapeuten fanden die Skalierung problemlos bis gut verständlich, zwei verständlich beziehungsweise schwer verständlich, keine befand die Skalierung als unverständlich. Zusammenfassend kann bemerkt werden, dass die Skalierung als gut verständlich und praktikabel wahrgenommen wurde.
Einschätzung der Patienten in Bezug auf die einzelnen Items mit der vorgeschlagenen Skalierung	Wie war die jeweilige Einschätzung eines Patienten in Bezug auf ein Item?	Die Einschätzung wurde von fünf Ergotherapeutinnen als passend, von drei als einfach beziehungsweise schwierig eingestuft. Dies entspricht den Erwartungen. Im Fachbereich Psychiatrie ist die Einschätzung der Faktoren sozialer Handlungskompetenz bedingt durch die Erkrankungen und die Situation sicher nie problemlos. Dass sie eindeutig als passend eingestuft wird, spricht für die Praktikabilität des Erfassungsinstrumentes.
Anzahl der Einschätzungsmöglichkeiten	Standen Ihnen genügend Einschätzungsmöglichkeiten zur Verfügung?	Für fünf Ergotherapeuten waren genügend Einschätzungsmöglichkeiten vorhanden, für zwei zu viele beziehungsweise zu wenige. Zusammenfassend kann bemerkt werden, dass die Ergotherapeuten gut mit den Einschätzungsmöglichkeiten zurechtgekommen sind.

Zusammenfasssend fühlten sich die Ergotherapeuten durch die Erfassung darin unterstützt, die einmal formulierten therapeutischen Ziele weiterzuverfolgen. Zum Teil vermochte die Erfassung die therapeutische Haltung zu verändern und alle erlebten durch die Anwendung des Erfassungsinstrumentes eine Erleichterung der abschließenden Einschätzung der sozialen Handlungskompetenz der Patienten.

Mehrmals wurde bemerkt, dass die durch das Erfassungsinstrument angeregte, sehr differenzierte

Tabelle 3-7: Beurteilung der Festlegung der Zielwerte

Kategorie	Die Frage lautete:	Ergebnis:
Schwierigkeit der Festlegung der Zielwerte	Wie konnten Sie die Zielwerte festlegen?	Vier Ergotherapeutinnen befanden die Festlegung der Zielwerte als gut möglich, zwei als problemlos, eine als schwierig.
Anzahl zur Verfügung stehender Zielwerte	Standen Ihnen genügend Zielwerte zur Verfügung?	Sechs Ergotherapeutinnen fanden genug Zielwerte, eine zu viele. Zusammenfassend kann bemerkt werden, dass die Ergotherapeutinnen mit der Festlegung der Zielwerte gut zurechtgekommen sind.

Erfassung sozialer Handlungskompetenz deren Wichtigkeit ins Bewusstsein rückte und sie somit vermehrt Eingang in die ergotherapeutische Behandlungsplanung fand. Dies bedeutet, dass die Aufmerksamkeitsprozesse, die sowohl bei der Untersucherin als auch bei den Patientinnen angeregt werden, deutlich wahrgenommen wurden. Das Erfassen von Ressourcen wird als anspruchsvoller als das Erfassen von Beeinträchtigungen empfunden. Dies ist dadurch erklärbar, dass in der Psychiatrie traditionell bis vor einigen Jahren eine Orientierung nach Beeinträchtigungen und Pathologien im Vordergrund stand und die modernere Sichtweise, die sich tendenziell nach Ressourcen und nach der Resilienz von Menschen ausrichtet, noch nicht ganz selbstverständlich in fachliche Überlegungen und Argumentationen aufgenommen ist. Natürlich heben sich Schwierigkeiten auch deutlicher von einer Norm ab als Ressourcen.

Eine oft bemerkte Schwierigkeit liegt darin, dass die Beeinträchtigungen und Ressourcen im Verhältnis zu den Anforderungen im Alltag der Patienten nur durch Gespräche erschlossen werden können. Diese Schwierigkeit kann natürlich kein Erfassungsinstrument beheben, sofern es klientenzentriert angewendet wird. Ich möchte betonen, dass ich es sehr gut finde, dass ein Erfassungsinstrument kein persönliches Gespräch zu ersetzen vermag und dabei gerne in Kauf nehme, dass die Angaben, die der betroffene Patient macht, nicht absolut objektiv sind.

Weitere Bemerkungen sowie die Sichtung der Erfassungsbeispiele haben zwei Aspekte besonders deutlich gemacht:

- Das Erfassungsinstrument fördert eine sehr differenzierte Auseinandersetzung mit dem Thema soziale Handlungskompetenz. Die Probleme der betroffenen Patientinnen werden durch die Erfassung sehr gut verstehbar und damit therapeutisch zugänglich.
- Die Anwendung des Erfassungsinstrumentes kann durch einen Einführungskurs sehr vereinfacht und leichter in die Praxis umsetzbar werden. Ergotherapeutinnen, die einen solchen Einführungskurs besucht haben, fühlen sich deutlich sicherer bei der Anwendung. Sicher ist es auch von

Tabelle 3-8: Beurteilung der Zusammenfassung

Kategorie	Die Frage lautete:	Ergebnis:
Zusammenfassung	Wie sind Sie mit der Zusammenfassung zurechtgekommen?	Vier Ergotherapeutinnen sind gut zurechtgekommen, jeweils eine ist problemlos, einigermaßen, schwierig und unmöglich zurechtgekommen. Natürlich ist es die Absicht des Erfassungsinstrumentes, dass das Erstellen von Zusammenfassungen erleichtert wird. Es kann jedoch dafür keine Garantie geben, da die Anwenderinnen bezüglich solcher professionellen Aufgaben sehr unterschiedlich ausgebildet und erfahren sind.
Formulierung von Ressourcen und Defiziten	Wie war die Formulierung der Ressourcen und Defizite aufgrund der Erfassung?	Vier Ergotherapeutinnen fanden die Formulierung einfach, zwei schwierig, je eine problemlos beziehungsweise passend.
Anzahl der Einschätzungsmöglichkeiten	Standen Ihnen genügend Einschätzungsmöglichkeiten zur Verfügung?	Hier stellt sich das gleiche Problem wie oben. Fünf Ergotherapeutinnen fanden genügend Einschätzungsmöglichkeiten, zwei genau richtig viele.

großem Vorteil, wenn Ergotherapeutinnen sich zuerst mit der Anwendung des Erfassungsinstrumentes individuelle Handlungskompetenz (EIHK) und damit mit dem Praxismodell Blaser vertraut machen.

3.5.3 Gütekriterien der qualitativen Forschung

Mayring (2002) beschreibt sechs allgemeine Gütekriterien qualitativer Forschung, die im Folgenden im Zusammenhang mit der Herleitung des Erfassungsinstrumentes erläutert werden. Abschließend erfolgt eine Stellungnahme zu den Gütekriterien der quantitativen Forschung im Zusammenhang mit dem Erfassungsinstrument.

Verfahrensdokumentation
Das Forschungsdesign wird detailliert dokumentiert, um den Forschungsprozess nachvollziehbar zu machen. In Kapitel 3.5.2 werden die wichtigsten Schritte zusammenfassend aufgezeigt. Für eine vertiefte theoretische Auseinandersetzung mit den Items verweise ich auf Blaser (2018).

Argumentative Interpretationsabsicherung
Interpretationen werden argumentativ begründet. Interpretationen müssen in sich schlüssig sein, Brüche erklärt werden. Alternativdeutungen müssen ebenfalls gesucht, überprüft und dokumentiert werden. Wie in Kapitel 3.5.2 aufgezeigt, fanden wiederholt argumentative Interpretationsabsicherungen statt.

Regelgeleitetheit
Der Forscher muss sich an bestimmte Verfahrensregeln halten, das Material muss systematisch bearbeitet werden. Die Qualität der Interpretationen wird vor allem durch das schrittweise sequentielle Vorgehen abgesichert. Die Analyseschritte werden vor dem Beginn des Forschungsprozesses festgelegt.

Nähe zum Gegenstand
Ein wichtiger Grundsatz qualitativer Forschung ist die Nähe der Forscherinnen zum Gegenstand. Diese wurde bei der wissenschaftlichen Herleitung des Erfassungsinstrumentes dadurch sichergestellt, dass die Forscherin selber eine Ausbildung als Ergotherapeutin sowie Erfahrung im Fachbereich Psychiatrie vorweisen konnte.

Kommunikative Validierung
Die Forschungsergebnisse werden den Probanden abschließend vorgelegt und mit ihnen diskutiert. Innerhalb des Forschungsprojektes wurden die Ergebnisse den Probanden zu Konsensverfahren und praktischen Erprobungen mehrmals unterbreitet. Ihre Erfahrungen und Vorschläge wurden jeweils in der neusten Fassung des Instrumentes berücksichtigt.

Triangulation
Die Qualität des Forschungsprozesses soll durch die Verbindung mehrerer Analysegänge, den Vergleich beziehungsweise die Anreicherung durch verschiedene Theorieansätze und Methoden verbessert und erweitert werden. Solche weiteren Analysegänge konnten aus zeitlichen und finanziellen Gründen nicht durchgeführt werden. Allerdings hat die fortlaufende kommunikative Validierung gezeigt, dass das vorliegende Erfassungsinstrument eine Kompatibilität und eine sinnvolle Ergänzung mit weiteren ergotherapeutischen Assessments darstellt.

3.5.4 Gütekriterien der quantitativen Forschung

Objektivität wird mit der qualitativen Forschung nicht angestrebt. Im Sinne der Aufmerksamkeitsprozesse, die durch das Forschungsprojekt bei den Probanden eingeleitet werden, wird das Bewusstsein auf die fragliche Problematik gelenkt und Veränderungsprozesse werden bereits während der Forschung angeregt. Dies ist sowohl für die wissenschaftliche Herleitung des Erfassungsinstrumentes als auch für die praktische Anwendung festzustellen.

Während der wissenschaftlichen Herleitung wurde bei den praktizierenden Ergotherapeuten das Bewusstsein für die Komplexität der Förderung der sozialen Handlungskompetenz ebenso wie für die Relevanz von ergotherapeutischen Gruppensettings geweckt und ein Interesse an weiterer Optimierung von Mitteln, Instruktionsmethoden, Settings und therapeutischer Haltung angestoßen. Sowohl Behandlungskonzepte als auch Verlaufsberichte und qualitätssichernde Vergleiche und Fachartikel zeigen ein besseres Bewusstsein sowie bessere fachliche Argumentation im Hinblick auf das zentrale Behandlungsgebiet, die Handlungskompetenz. Bei der Anwendung des Erfassungsinstrumentes in einem klientenzentrierten Sinne werden bei den Patienten ebenfalls solche Bewusstseinsprozesse im Hinblick auf eigenes Handeln im sozialen Kontext geweckt. Eine klientenzentrierte Erfassung und Besprechung der Ergebnisse hat bereits erste Verbesserungen der sozialen Handlungskompetenz zur Folge.

Dadurch, dass die Erfassungsitems direkt auf theoretisch gut erhärteten sozialen Fähigkeiten basieren, ist eine **Reliabilität** der Erfassung der sozialen Handlungskopetenz gewährleistet.

Die **Validität** des Erfassungsinstrumentes konnte in einem über Jahre dauernden Prozess der Erhärtung und Erprobung gut festgestellt werden.

Eine **Normierung** kann nicht vorgenommen werden, da die Ergotherapie die soziale Handlungskompetenz eines Menschen grundsätzlich immer im Hinblick auf sein individuelles soziales Umfeld analysieren und behandeln sollte.

3.6 Abschließende Empfehlung

Mit dem Anhang, der die beiden Erfassungsinstrumente zum Kopieren zur Verfügung stellt, überlasse ich die Arbeit den Ergotherapeutinnen. Ich empfehle den Erwerb des Basiswissens über die Erfassungsitems und das den Instrumenten übergeordnete konzeptionelle Modell für die Ergotherapie in Kursen, die am Weiterbildungsseminar für ErgotherapeutInnen Basel/Liestal vermittelt werden. Ebenso empfehle ich eine vertiefte Auseinandersetzung mit den Krankheitsbildern des Fachbereichs Psychiatrie, mit deren Psychopathologie, Entwicklungspsychologie und krankheitsbedingten Einschränkungen der individuellen und sozialen Handlungskompetenz.

Literaturverzeichnis

Albisser, A. (2011). *Klinisches Reasoning von ergotherapeutischen Gruppenaktivitäten anhand des handlungstheoretischen Modells Blaser* (Unveröffentlichte Zertifizierungsarbeit). Weiterbildungsseminar für ErgotherapeutInnen, Basel.

Binder, E (2006). *Förderung der Handlungsfähigkeit bei Kindern mit Autismus* (Unveröffentlichte Zertifizierungsarbeit). Weiterbildungsseminar für ErgotherapeutInnen, Basel.

Blaser, M. & Csontos, I. (1991). *Die Förderung der Handlungsfähigkeit. Aufgezeigt am Beispiel der Ergotherapie in der Psychiatrie* (Unveröffentlichte Lizentiatsarbeit), Institut für Psychologie, Bern.

Blaser, M. & Csontos, I. (1998). Modell zur Erfassung der Handlungsfähigkeit. Ein Beitrag zur krankheitsspezifischen Behandlung psychiatrischer PatientInnen in der Ergotherapie. *Ergotherapie & Rehabilitation, 6.*

Blaser, M. & Csontos, I. (2004). *Handlungsfähigkeit in der Ergotherapie.* Heidelberg: Springer.

Blaser, M. & Csontos, I. (2011). Die Handlung im Fokus. Basisbogen zur Erfassung der Handlungsfähigkeit. *Ergotherapie, 2.*

Blaser, M. & Csontos, I. (2014). *Ergotherapie in der Psychiatrie. Handlungsfähigkeit und Psychodynamik in der Erwachsenen-, Kinder- und Jugendpsychiatrie.* Bern: Huber Verlag.

Blaser, M. (2018). *Soziale Handlungskompetenz in der Ergotherapie.* Bern: Hogrefe Verlag.

Breer-Hanimann, C. (2003). *Die sozialen Handlungskompetenzen in der praktischen Arbeit der Ergotherapie* (Unveröffentlichte Zertifizierungsarbeit). Weiterbildungsseminar für ErgotherapeutInnen, Basel.

Breer-Hanimann, Ch. & Hansmann S. (2010). *Handwerk wirkt. Der modellgeleitete Einsatz von handwerklich-gestalterischen Tätigkeiten in der ambulanten Ergotherapie.* Beitrag präsentiert auf der Fachtagung Ergotherapie-Psychiatrie; Irsee.

Cicchini, S. (2001). *Handwerklich-gestalterische Handlungen in der Ergotherapie Psychiatrie am Beispiel zweier Seidenmaltechniken* (Unveröffentlichte Zertifizierungsarbeit). Weiterbildungsseminar für ErgotherapeutInnen, Basel.

Cranach, M. von, Kalbermatten, U., Indermühle, K. & Gugler, B. (1980). *Zielgerichtetes Handeln.* Bern: Huber Verlag.

Cranach, M. von (1983). *Bewusste Repräsentation handlungbezogener Kognitionen.* In L. Montada, K. Reusser & G. Steiner (Hrsg.), *Kognition und Handeln.* Stuttgart: Klett-Cotta.

Cranach, M. von, Mächler, E. & Steiner, V. (1983). *Die Organisation zielgerichteter Handlungen: ein Forschungsbericht.* Forschungsberichte. Institut für Psychologie, Bern.

Cranach, M. von (1998). *Makroskopische Ansichten. Essays über die Entwicklung der Welt, über den Menschen und die Gesellschaft.* Forschungsberichte. Institut für Psychologie, Bern.

Cranach, M. von & Tschan, F. (2005). *Handlungspsychologie.* In J. Straub, W. Kempf & H. Werbik (Hrsg.). *Psychologie, eine Einführung. Grundlagen, Methoden, Perspektiven.* München: dtv.

Essl, A. (2007). *Handwerkliche Handlung resp. ADL-Handlung. Zwei unterschiedliche Handlungen – ein Patient. Lassen sich Unterschiede in den einzelnen Informationsverarbeitungsprozessen feststellen?* (Unveröffentlichte Zertifizierungsarbeit). Weiterbildungsseminar für ErgotherapeutInnen, Basel.

Flammer, A. (1999). *Erfahrung der eigenen Wirksamkeit. Einführung in die Psychologie der Kontrollmeinung.* Bern: Huber Verlag.

Frese, M. & Semmer, H. (1985). *Action Theory in Clinical Psychology.* In M. Frese & L. J. Sabrini (Ed.): *Goal directed Behaviour: The Concept of Action in Psychology.* Hilldale, NY: Erlbaum.

Fónagy, P., Gergely, G., Jurist, E. I. & Target, M. (2004). *Affektregulierung, Mentalisierung und die Entwicklung des Selbst.* Stuttgart: Klett-Cotta.

Fröhlich-Gildhoff, K. & Rönnau-Böse, M. (2009). *Resilienz.* München: Reinhart Verlag.

Groeben, N. & Scheele, B. (1977). *Argumente für eine Psychologie des reflexiven Subjekts.* Darmstadt: Steinkopff Verlag.

Groeben, H. (1986). *Handeln, Tun, Verhalten als Einheiten einer verstehend-erklärenden Psychologie.* Tübingen: Francke.

Groeben, N., Wahl, D., Schlee, U. & Scheele, B. (1988). *Forschungsprogramm Subjektive Theorien. Eine Einführung in die Psychologie des reflexiven Subjekts.* Tübingen: Francke Verlag.

Hacker, W. (1986). *Arbeitspsychologie: Psychische Regulation von Arbeitstätigkeiten.* Bern: Huber Verlag.

Hagedorn, R. (1995). *Occupational therapy – perspectives and processes.* New York: Churchill Livingstone.

Hagedorn, R. (1997). *Foundations for practice in occupational therapy.* Edingburgh: Churchill Livingstone.

Hiemisch, A. (2009). *Der Begriff der Handlung in der Psychologie.* Ausgabe 12. Verfügbar unter https://www.widerstreit-sachunterricht.de

Hanimann, C., Oswald, S. & Sturzenegger, H. (1996). *ADL in der Psychiatrie. Die Förderung der Handlungsfähigkeit durch Aktivitäten des täglichen Lebens in der Ergotherapie der stationären Psychiatrie* (Unveröffentlichte Diplomarbeit). Schule für Ergotherapie, Zürich.

Hansmann, S. (2004). *Das Handlungsmodell Blaser in der Praxis. Konkrete Beispiele zur Erfassung, Planung und Behandlung in der psychiatrischen Ergotherapie* (Unveröffentlichte Zertifizierungsarbeit). Weiterbildungsseminar für ErgotherapeutInnen, Basel.

Harré, R. & Secord, P.F. (1972). *The Explanation of Social Behaviour.* Oxford: Blackwell.

Hartmann, M. (2002). *Handwerklich-gestalterische Handlungen in der Ergotherapie Psychiatrie* (Unveröffentlichte Zertifizierungsarbeit). Weiterbildungsseminar für ErgotherapeutInnen, Basel.

Heckhausen, H. (1989). *Motivation und Handeln.* Berlin: Springer.

Heider, F. (1958). *The Psychology of Interpersonal Relations.* New York: Wiley.

Hell, D. (2003). *Seelenhunger. Der fühlende Mensch und die Wissenschaften vom Leben.* Bern: Huber Verlag

Hofmann, Ch. & Jehle, S. (2015). *Die Handlungsbox. Vorstellung eines ergotherapeutischen Assessments für psychiatrische und neuropsychiatrische Patienten im gehobenen Alt. Ergotherapeutischer Behandlungsansatz für gerontopsychiatrische Patienten.* (Unveröffentlichte Zertifizierungsarbeit). Weiterbildungsseminar für ErgotherapeutInnen, Basel.

Huber, G.L. & Mandl, H. (Hrsg.) (1982). *Verbale Daten. Eine Einführung in die Grundlagen und Methoden der Erhebung und Auswertung.* Weinheim: Beltz.

Jerosch-Herold, C., Marotzki, U., Hack, B.M. & Weber, P. (Hrsg.) (1999). *Ergotherapie: Reflexion und Analyse: Konzeptuelle Modelle für die ergotherapeutische Praxis.* Heidelberg: Springer Verlag.

Kielhofner, G. (1995). *A model of human occupation: theory an application.* Baltimore/MD: Williams & Wilkins.

Laucken, U. (1973). *Naive Verhaltenstheorie.* Stuttgart: Klett.

Lewin, K. (1926). Untersuchungen zur Handlungs- und Affekt-Psychologie. II: Vorsatz, Wille und Bedürfnis. *Psychologische Forschung, 7*, 330–385.

Mandlbauer, B. (2010). *Die Erfassung der sozialen Handlungskompetenzen. Validierung des Bogens zur Erfassung der sozialen Handlungskompetenzen* (Unveröffentlichte Zertifizierungsarbeit). Weiterbildungsseminar für ErgotherapeutInnen, Basel.

Miller, G.A., Galanter, E. & Pribram, K.H. (1973). *Pläne und Strukturen des Verhaltens.* Stuttgart: Klett.

Millisits, M. (2007). *Palatschinkenbacken. Ergotherapeutische Ersterfassung im ADL-Bereich mittels Basisbogen zur Erfassung der Handlungsfähigkeit und einer analysierten Handlung* (Unveröffentlichte Zertifizierungsarbeit). Weiterbildungsseminar für ErgotherapeutInnen, Basel.

Oesterreich, R. (1981). *Handlungsregulation und Kontrolle.* München: Urban & Schwarzenberg Verlag.

Pericin, M. (2013.) *Erfassung und Förderung sozialer Handlungskompetenzen in der Jugendpsychiatrie mittels Gruppenaktivitäten. Qualitative Studie anhand der sozialen Handlungskompetenzen nach M. Blaser unter Miteinbezug des klinischen Reasoning* (Unveröffentlichte Zertifizierungsarbeit). Weiterbildungsseminar für ErgotherapeutInnen, Basel.

Rogers, J.C. & Holm, M.B. (1991a). Occupational therapy diagnostiv reasining; a component of clinical reasoning. *American Journal Occupational Therapy, 45*, 1045–1053.

Scheele, B. & Groeben, N. (1988). *Dialog-Konsens-Methoden zur Rekonstruktion subjektiver Theorien.* Tübingen: Francke Verlag.

Scheiber, I. (1985). *Ergotherapie in der Psychiatrie.* München: Bardtenschlager-Verlag.

Scheiber, I. (1994). Ergotherapie im Spannungsfeld zwischen Sozialpsychiatrie, Gesundheitsreform und Professionalisierungswünschen. *Sozialpsychiatrische Informationen, 4*, 2–4.

Schnuderl, L. (2012). *Ich sollte – ich werde – ich mache: selbstständiges Inangriffnehmen von anstehenden Erledigungen – ein häufiges Ziel in der Ergotherapie* (Unveröffentlichte Zertifizierungsarbeit). Weiterbildungsseminar für ErgotherapeutInnen, Basel.

Schönborn Ackermann, C. (2012). *Studie über die Anwendungn des „Basisbogens Blaser zur Erfassung der Handlungsfähigkeit" bei Kindern im Alter von 6 Jahren* (Unveröffentlichte Zertifizierungsarbeit). Weiterbildungsseminar für ErgotherapeutInnen, Basel.

Schüpbach, H. (1988). *Grundlagen der psychologischen Handlungstheorie für die Ergotherapie* (Unveröffentlichtes Arbeitspapier). Ausbildungskommission der Schule für Ergotherapie, Biel.

Schütz, M. (2012). *Guten Appetit! Wie kann eine vorgegebene Tätigkeit aus dem Bereich einfaches Kochen bei Kurzaufenthalten genutzt werden um soziale Handlungskompetenzen anzuregen?* (Unveröffentlichte Zertifizierungsarbeit). Weiterbildungsseminar für ErgotherapeutInnen, Basel.

Schwegler, K. (2001). *Ergotherapie bei depressiv Erkrankten* (Unveröffentlichte Inauguraldissertation). Medizinischen Fakultät der Universität, Zürich.

Schwegler, K., Hell, D., Witschi, Th. & Boeker, K. (2001). Die Rolle der Handlungs- und Sozialkompetenz in der stationären Ergotherapie depressiv Erkrankter: eine empirische Verlaufsstudie. *Krankenhauspsychiatrie* 2003, 14: S. 14–18.

Seidel, S. (2008). *Handlungsfähigkeit bei PatientInnen im Bereich Sucht.* (Unveröffentlichte Zertifizierungsarbeit). Weiterbildungsseminar für ErgotherapeutInnen, Basel.

Semmer, N. & Pfäfflin, M. (1978). *Interaktionstraining. Ein handlungstheoretischer Ansatz zum Training sozialer Fertigkeiten.* Weinheim: Beltz.

Sonderegger, T. (2012). *Landart, ein Mittel in der Ergotherapie-Psychiatrie. Analyse der Anforderungen an die Informationsverarbeitungsprozesse beim Handeln in und mit der Natur* (Unveröffentlichte Zertifizierungsarbeit). Weiterbildungsseminar für ErgotherapeutInnen, Basel.

Steiner, U. (2006). *Basisbogen zur Erfassung der Handlungsfähigkeit nach Blaser – angewandt in der Pädiatrie.* (Unveröffentlichte Zertifizierungsarbeit). Weiterbildungsseminar für ErgotherapeutInnen, Basel.

Straub, J., Kempf, W. & Werbik, H. (1997). *Psychologie. Eine Einführung.* München: dtv.

Teusch, Y., Saxer, N., Witschi, Th. & Page, J. (2016). Beitrag der Ergotherapie in der Wahrnehmung von Menschen mit Depression. *International Journal of Health Professions, 3*(2), 189–199.

Thommen, B., Ammann, R. & Cranach, M. von (1988). *Handlungsorganisation durch Soziale Repräsentationen. Welchen Einflusshaben therapeutisch Schulen auf das Handeln ihrer Mitglieder?* Bern: Huber Verlag.

Verband Schweizerischer Ergotherapeuten (Hrsg.). *Ergotherapie. Arbeitsmaterialien zum Projekt Ergotherapie – Aktivierungstherapie.* Bern: Lang Druck.

Wahl, D. (1989). *Handeln unter Druck. Der weite Weg vom Wissen zum Handeln bei Lehrern, Hochschullehrern und Erwachsenenbildnern.* Weinheim: Deutscher Studien Verlag.

Wahl, D. (1990). *Einige Grundgedanken zur Theorie-Praxis-Integration im Bereich der Modifikation des Handelns unter Druck.* Pädagogische Hochschule, Weingarten.

Wahl, D., Wölfling, W., Rapp, G. & Heger, D. (Hrsg.) (1995). *Erwachsenenbildung konkret. Mehrphasiges Dozententraining.* Weinheim: Deutscher Studienverlag.

Wahl, D. & Mutzek, W. (1990). *Wie Lehrende und Lernende miteinander umgehen – Probleme der sozialen Interaktion.* Studienbrief 2042. Deutsches Institut für Fernstudien, Tübingen.

Watzlawick, P., Weakland, J. H. & Fisch, R. (1985). *Lösungen. Zur Theorie und Praxis menschlichen Wandels.* Bern: Huber Verlag

Werbick, H. (1978). *Handlungstheorien.* Stuttgart: Kohlhammer.

Witschi, T. (1998). Ergotherapie mit Depressiv Erkrankten – eine Evaluationsstudie im Rahmen eines multimodalen Therapiekonzeptes. In: *Zeitschrift Ergotherapie,* 5.

Witschi, T. (2001). *Ergotherapie mit depressiv Erkrankten. Ausgewählte Berichte aus dem Forschungsprojekt der Ergotherapie der Psychiatrischen Universitätsklinik Zürich* (Unveröffentlichte Zertifizierungsarbeit). Weiterbildungsseminar für ErgotherapeutInnen, Basel.

Witschi, T.; Schwegler, K., Boeker, K. & Hell, D. (2001). *Der Stellenwert der Ergotherapie bei depressiv Erkrankten im Rahmen eines multimodalen Behandlungskonzeptes. Zeitschrift Ergotherapie, 5.*

Witschi, T. (2009). Die Seele in kleinen Schritten aktivieren. Ergotherapie bei Depression. *Ergotherapie, 4.*